AF266327

THÉRAPEUTIQUE

DE LA BOUCHE

ET DES DENTS

HYGIÈNE BUCCALE, ANESTHÉSIE DENTAIRE

3197-96. — Corbeil. Imprimerie Éd. Crété.

MANUEL DU CHIRURGIEN DENTISTE
Publié sous la direction de Ch. GODON
DIRECTEUR DE L'ÉCOLE DENTAIRE DE PARIS

★★★

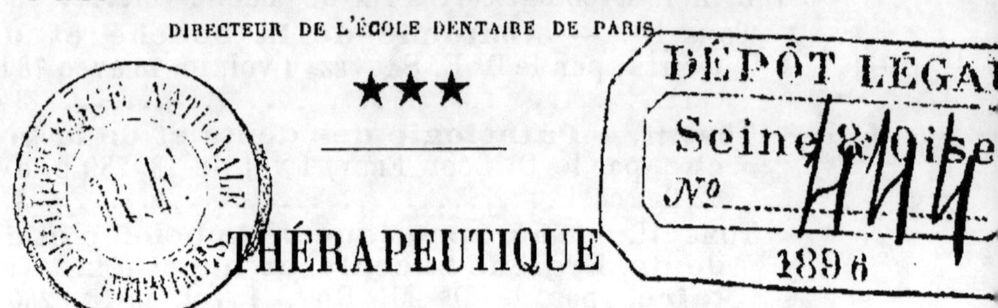

THÉRAPEUTIQUE
DE LA BOUCHE
ET DES DENTS

HYGIÈNE BUCCALE ET ANESTHÉSIE DENTAIRE

Par le Dr Maurice ROY

Dentiste des Hôpitaux de Paris,
Professeur suppléant de thérapeutique spéciale
à l'École dentaire de Paris.

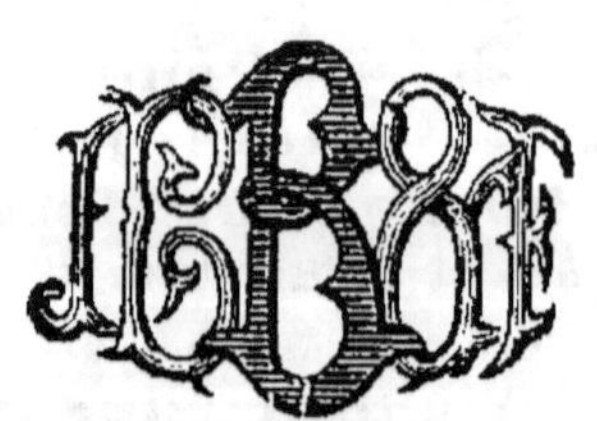

PARIS

LIBRAIRIE J.-B. BAILLIÈRE et FILS
19, rue Hautefeuille, près du boulevard Saint-Germain

———

1897

PRÉFACE

Les études odontologiques ont pris en France, par suite de la fondation des Écoles dentaires, un développement qui n'a fait que s'accroître depuis la promulgation de la loi sur la médecine du 30 novembre 1892.

Cette loi, en créant un diplôme officiel de chirurgien dentiste, oblige ceux qui veulent à l'avenir exercer la profession de dentiste, à des études spéciales et à des examens déterminés.

Mais les livres d'art dentaire destinés aux élèves et aux jeunes praticiens ont été, jusqu'à présent, peu nombreux. Pendant longtemps la France a été tributaire de l'étranger, dont on se contentait de traduire les ouvrages.

Nous avons pensé répondre à un besoin des élèves autant qu'à un désir des professeurs et des examinateurs en réunissant dans un travail d'ensemble, sous une forme facilement assimilable, toutes les matières qui maintenant font officiellement partie de l'enseignement de l'étudiant dentiste et sont exigibles aux examens.

Nous ne nous sommes pas borné là. Nous avons voulu que cet ouvrage pût encore être utile aux praticiens. Nous avons désiré qu'ils pussent retrouver sous une forme claire et précise les matières qu'ils ont apprises au cours de leurs études. Nous y avons ajouté les travaux intéressants qui, jusqu'en ces derniers temps, ont paru dans les revues scientifiques ou professionnelles et qui nous ont semblé constituer un progrès dans la science ou dans la pratique de la « dentisterie ».

Pour rendre ce travail plus complet et plus profitable à l'étudiant et pour en assurer la publication en temps utile, il nous a semblé qu'il y avait avantage à le diviser en plusieurs volumes et à confier chacun d'eux à un collaborateur ayant acquis par des travaux antérieurs une compétence spéciale.

Nous avons suivi, pour la division des matières, le programme des examens tel qu'il a été indiqué dans le décret du 25 juillet 1893, organisant les études dentaires, tel qu'il est appliqué depuis cette époque à la Faculté de médecine de Paris.

Nous avons cru devoir nous limiter aux connaissances spéciales qui se rattachent à la chirurgie buccale ou dentaire.

Quant au choix de nos collaborateurs, il nous a été facile; nous avons trouvé dans quelques-uns des membres du Corps enseignant de l'École dentaire de Paris, une collaboration active et éclairée.

Le Manuel a été divisé en cinq volumes correspondant chacun à l'enseignement du professeur qui a bien voulu s'en charger. Ces volumes ont été ainsi répartis :

Anatomie et Physiologie de la bouche et des dents : Dr E. Sauvez ; ·

Pathologie des dents et de la bouche : Dr L. Frey ;

Thérapeutique de la bouche et des dents, hygiène buccale et anesthésie dentaire : Dr M. Roy;

Clinique de Prothèse, Orthodontie : M. P. Martinier ; et *Clinique dentaire, Dentisterie opératoire,* que nous nous sommes réservé.

Nous venons d'exposer les motifs qui ont inspiré la publication de cet ouvrage ; le plan d'après lequel il a été conçu et exécuté ; nous avons fait de notre mieux pour qu'il répondît au but que nous nous étions proposé : faire une œuvre utile à notre profession.

A nos confrères de juger si nous avons réussi.

Cɪ. GODON.

Novembre 1895.

AVERTISSEMENT

Le plan que nous avons adopté permettra à l'étudiant de s'assimiler facilement les éléments de thérapeutique dentaire qui font l'objet de la première partie de ce volume.

Après un préambule donnant au lecteur les *Notions générales* de thérapeutique, nous avons abordé l'étude des *Médications*, pour laquelle les *Leçons de thérapeutique* de M. le professeur Hayem nous ont servi de guide et où nous nous sommes efforcé de montrer l'application à la thérapeutique dentaire des principes et des procédés de la thérapeutique générale.

Nous avons successivement étudié les médications désinfectante, antiphlogistique, hémostatique, la médication de la douleur, et avons dit quelques mots également de médications ne présentant que des applications très restreintes à l'art dentaire, mais dont il est indispensable que l'étudiant ait au moins une idée générale à cause de leur importance en thérapeutique.

Dans l'étude des *Médicaments*, nous avons suivi pour les médicaments généraux le *Manuel de théra-*

peutique de M. F. Berlioz, en adaptant son plan aux besoins particuliers de notre sujet; et nous avons terminé notre première partie par un *Mémorial thérapeutique* où nous passons en revue toutes les affections qui sont du ressort du dentiste, en indiquant, aussi complètement que possible, le traitement de chacune d'elles.

L'*Hygiène buccale* forme la deuxième partie de ce volume.

L'*Anesthésie* fait l'objet de la troisième partie. Nous avons étudié l'anesthésie générale et locale, surtout au point de vue de l'anesthésie dentaire, en donnant une place assez grande à la physiologie, si importante à connaître pour éviter les accidents.

Enfin, nous avons terminé par un chapitre sur l'*Anesthésie au point de vue médico-légal*, d'après le livre récent de M. le professeur Brouardel sur *les Asphyxies*.

Dr MAURICE ROY.

Juillet 1896.

THÉRAPEUTIQUE
DE LA BOUCHE
ET DES DENTS
HYGIÈNE BUCCALE ET ANESTHÉSIE DENTAIRE

PREMIÈRE PARTIE
THÉRAPEUTIQUE

SECTION I. — NOTIONS GÉNÉRALES

La *thérapeutique* est l'art de guérir ; elle a pour objet (Berlioz) tout ce qui peut contribuer à la guérison des malades. Les moyens employés dans ce but s'appellent *remèdes*.

Le mot *remède* est un terme générique pouvant s'appliquer indistinctement à tout ce qui contribue à soulager ou à guérir (Hayem).

Les remèdes se divisent d'après leur nature (Berlioz) en :

1° *Remèdes moraux* : voyages, distractions.

2° *Remèdes impondérables* : chaleur, électricité.

3° *Remèdes pondérables* : bandages, appareils, médicaments.

4° *Remèdes biologiques* : transfusion du sang, saignée.

CHAPITRE PREMIER

LE MÉDICAMENT

Un *médicament* est tout agent qui, appliqué directement à nos organes, ou leur arrivant par le détour circulatoire, suscite dans l'économie malade des changements dont elle peut profiter (Fonssagrives). Les spécifiques proprement dits semblent, indépendamment de leurs effets sur l'économie, exercer une action plus ou moins directe sur les causes pathogéniques elles-mêmes (Hayem) : tels sont les mercuriaux et l'iodure de potassium dans la syphilis, la quinine dans les fièvres intermittentes.

La *matière médicale* est l'étude des propriétés physiques et chimiques des médicaments.

La *pharmacologie*, l'étude des diverses formes sous lesquelles les médicaments peuvent être administrés.

La *pharmacodynamique*, l'étude des effets physiologiques produits par les médicaments.

La connaissance de ces trois sciences est le préliminaire indispensable de l'étude de la thérapeutique.

Voies d'absorption des médicaments. — Les *voies d'absorption des médicaments* sont assez nombreuses :

1° Les *muqueuses*, qui sont la principale voie d'administration : muqueuses digestive, respiratoire, génito-urinaire, oculaire.

2° La *peau*, qui, revêtue de son épiderme, absorbe très peu les médicaments, sauf cependant quand ils sont incorporés à des corps gras (frictions mercurielles). Dépouillée de son épiderme, c'est, au contraire, un lieu d'absorption très actif; il en est de même pour le tissu cellulaire sous-cutané, qui est la voie que l'on utilise dans les injections hypodermiques.

3° Les *plaies* ou *ulcérations*, voie d'absorption rarement usitée.

4° Les *cavités séreuses*, centre d'absorption très actif, mais également d'applications restreintes.

5° Les *veines*, utilisées dans la transfusion du sang, les injections intraveineuses de sérum artificiel.

Par la nature toute spéciale des organes qu'elle a à traiter, la thérapeutique dentaire se sert rarement des diverses voies d'absorption indiquées plus haut, puisqu'elle n'a recours qu'exceptionnellement à l'action générale des médicaments dont elle utilise presque exclusivement les propriétés topiques et en des lieux où l'absorption est extrêmement faible, sauf cependant pour l'anesthésie cocaïnique. Toutefois, la muqueuse buccale ayant une grande facilité d'absorption, il est bon de se rappeler ce point quand on manie certains agents à action énergique: bichlorure de mercure, morphine, acide arsénieux, etc.

ACTION DES MÉDICAMENTS. — L'*action d'un médicament* est l'ensemble des modifications fonctionnelles ou organiques qu'il produit quand on l'applique, par une voie quelconque, à l'économie vivante (Fonssagrives).

L'état actuel de nos connaissances ne nous permet encore que bien difficilement de connaître la nature intime de l'action médicamenteuse, néanmoins « il est un fait qui se dégage des notions acquises sur la physiologie des médicaments : c'est que les substances thérapeutiques portent directement et primitivement leur action sur les éléments anatomiques, et tous les effets produits sur les organes et les appareils sont la conséquence des modifications apportées aux éléments anatomiques dont ces organes et appareils se composent... Il n'y a pas de médicament s'adressant au cœur, au poumon, au foie, aux vaisseaux, mais bien des médicaments qui s'adressent aux éléments nerveux, musculaires, aux globules rouges (1) ».

Tous les éléments anatomiques sont interrogés par l'agent médicamenteux, mais tous sont loin d'y répondre, souvent un seul manifeste à ce contact son impressionnabilité propre (Hayem) : c'est l'*électivité médicamenteuse*.

Les médicaments exercent des actions : 1° mécaniques, 2° chimiques, 3° dynamiques (Gubler) ; nous ajouterons un quatrième mode d'action : l'action antiparasitaire.

1° *Action mécanique.* — Elle est fréquemment utilisée en thérapeutique dentaire : lavages, dessiccation.

2° *Action chimique.* — C'est le mode d'action du plus grand nombre des caustiques (l'acide arsénieux toutefois fait exception) ; le chlore s'empare de l'hydrogène des tissus, la potasse les transforme en savon, l'acide nitrique les oxyde, le nitrate d'argent se combine avec l'albumine, etc.

3° *Action dynamique.* — Elle résulte du simple contact du médicament avec l'élément anatomique qu'il excite ou paralyse. De là l'exaltation ou l'extinction des propriétés physiologiques de cet élément (Berlioz).

4° *Action antiparasitaire.* — Elle est exercée par tous les agents ayant une action nocive sur les parasites divers, helminthes, microbes, etc. C'est le mode d'action des anthelminthiques et des anti-

(1) F. Berlioz, *Manuel de thérapeutique*, p. 17.

septiques, et c'est une des principales actions thérapeutiques utilisées en art dentaire.

ÉLIMINATION DES MÉDICAMENTS. — « On peut considérer les organes de sécrétion, en y comprenant le foie et le poumon, comme des soupapes de sûreté qui se lèvent pour laisser passer les substances étrangères ou inutiles à la vie. Si elles fonctionnent activement, l'économie peut supporter, sans accidents, des doses considérables d'un médicament; si elles jouent mal, la saturation se produit, même avec des doses médiocres...

« Il n'est peut-être pas une substance qui ne s'élimine que par une seule voie; la plupart sortent par plusieurs émonctoires à la fois, mais chacune a, suivant sa nature, une soupape à laquelle elle se présente plus volontiers et en plus grande quantité (1). »

« Les médicaments dans le choix de leur porte de sortie pour leur élimination suivent la voie de leurs semblables ou de leurs analogues » (Gubler). C'est ainsi que les alcalins sont éliminés par toutes les voies; les acides, par l'urine et la sueur, les seuls liquides à réaction acide de l'économie; les produits volatils, par le poumon et la peau ; etc.

Le rein est la principale voie d'élimination. Un grand nombre de substances s'éliminent aussi par la salive, et c'est là un fait important en thérapeutique dentaire où on utilise cette élimination pour agir sur la muqueuse buccale. L'élimination de certains agents par·cette voie peut déterminer des accidents (2).

Les principaux agents s'éliminant par la salive sont l'argent, l'arsenic, le bromure de potassium,

(1) Fonssagrives, *Principes de thérapeutique générale*, p. 102.
(2) Voir Frey, *Pathologie de la bouche et des dents* (*Manuel du chirurgien dentiste*).

le borax, le bismuth, le chlorate de potasse, l'iode et les iodures, le mercure, le phosphore, le plomb. Pour certaines de ces substances la chose a été contestée.

ACCUMULATION. — L'accumulation d'un médicament dans l'organisme se produit lorsque l'élimination se fait mal ou très lentement et que de nouvelles doses de ce médicament sont administrées; il s'enmagasine dans l'organisme et, à un moment donné, éclatent des accidents toxiques dus à l'absorption rapide de cette dose massive.

TOLÉRANCE. — Certains médicaments, administrés pendant un certain temps, à une dose déterminée, arrivent à ne plus faire sentir leur action; pour que celle-ci se manifeste, il est nécessaire d'élever les doses de plus en plus, c'est la *tolérance*, l'organisme s'est accoutumé à cette substance et n'est plus impressionné par elle; la morphine est le type de ces médicaments.

INTOLÉRANCE. — C'est la susceptibilité de l'organisme à l'endroit de certains médicaments. Elle se manifeste par des effets intenses produits par des doses minimes (Berlioz).

ASSOCIATION DES MÉDICAMENTS. — L'association médicamenteuse se propose de :

1° Corriger ou détruire une saveur désagréable.

2° Si le médicament est peu soluble, lui adjoindre une substance favorisant sa dissolution.

3° Mitiger l'action que le médicament peut exercer sur l'estomac quand ce n'est pas sur cet organe qu'on se propose d'agir.

4° Faciliter son absorption et son élimination.

Enfin, suivant les cas, l'association médicamenteuse a pour but :

5° D'augmenter l'action en associant deux médicaments jouissant de mêmes propriétés.

6° De répondre à des indications différentes. On mélange alors plusieurs substances jouissant de propriétés différentes et qui absorbées ensemble agissent séparément.

ANTAGONISME. — Condition qui fait que certains agents ne peuvent être associés, qu'il y ait entre eux incompatibilité chimique ou antagonisme physiologique.

DOSES. — « Indépendamment des conditions d'âge, de tempérament, d'intolérance, etc., qui font varier les doses, il est un fait important qu'il ne faut jamais perdre de vue : c'est que, suivant les doses, un même médicament produit souvent des actions contraires » (Berlioz). Cinq milligrammes de morphine excitent le cerveau, deux centigrammes le paralysent.

FORMES PHARMACEUTIQUES. — Les médicaments s'administrent sous diverses formes. Mais la thérapeutique dentaire, ainsi que nous l'avons dit plus haut, utilisant presque exclusivement les applications topiques, emploie surtout les médicaments en solutions aqueuses ou alcooliques.

Les dentifrices sont sous forme de *poudres* ou d'*opiats;* ceux-ci diffèrent des poudres, en ce qu'ils contiennent du miel ou de la glycérine.

On donne le nom de *collutoires* aux préparations qui servent à badigeonner la muqueuse buccale ou pharyngienne; les collutoires ont la consistance du miel ou du sirop, on se sert fréquemment pour cela de *glycérolés*, solutions à base de glycérine.

Les *gargarismes*, liquides que l'on met en contact avec la muqueuse du pharynx et qu'on rejette sans en rien avaler, sont des solutions aqueuses de substances diverses suivant le but qu'on se propose.

Les *pastilles* sont formées de sucre uni à une substance médicamenteuse, avec ou sans addition de gomme adragante.

ART DE FORMULER. — Règles concernant la manière dont doit être faite une *prescription* ou *ordonnance* à un malade.

On doit inscrire la formule du médicament prescrit en commençant par la substance la plus active, la *base*; on inscrit ensuite l'*adjuvant* s'il y a lieu; enfin l'*excipient* et le *correctif*, en se basant pour le choix de ces diverses substances sur les principes formulés à l'*Association médicamenteuse* et à l'*Antagonisme*.

. Les *doses* sont inscrites en chiffres décimaux, en regard de chaque substance; s'il s'agit de substances très toxiques, la dose s'inscrit en toutes lettres. Le mot *ana*, ou par abréviation, *aa*, placé devant une accolade embrassant plusieurs substances, signifie *de chacune de ces substances*; *q. s.* signifie *quantité suffisante*; *p. é.*, *parties égales*. Le nombre de gouttes dans une formule s'indique en chiffres romains.

Au-dessous de la formule, on inscrit pour le pharmacien le mode de préparation qui se met en abrégé *f. s. a.* (*fac secundum artem*), *m.* (mêlez), sauf quand il s'agit d'un mode de préparation exceptionnel.

Soit après la formule, soit avant celle-ci, se place l'*instruction* destinée au malade, indiquant la façon dont le médicament doit être administré et à quelle dose, gouttes, cuillerées à café, à dessert, à soupe, verres à liqueur, madère, etc.

CHAPITRE II
LES MÉTHODES THÉRAPEUTIQUES
LES MÉDICATIONS

I. Méthodes thérapeutiques. — Il existe diverses méthodes thérapeutiques, divers modes de s'attaquer aux processus morbides : thérapeutiques pathogénique, naturiste, symptomatique, physiologique, statistique, empirique (Bouchard).

La *thérapeutique pathogénique* se propose de s'attaquer à la cause de la maladie. En pratiquant la destruction de la pulpe, en cas de pulpite, on fait de la thérapeutique pathogénique ; elle est évidemment la plus rationnelle, mais pour un grand nombre de maladies la cause est inconnue, et pour d'autres, les causes n'agissent que d'une façon passagère, la maladie continuant après leur disparition.

La *thérapeutique naturiste* attribue tout le rôle thérapeutique à la nature, c'est le malade qui se guérit lui-même, l'intervention du médecin est de nul effet et celui-ci doit se borner à favoriser les phénomènes critiques des maladies (diurèse, sudation, hémorragies). C'est la négation de la thérapeutique ; sauf dans certains cas particuliers, il y a plus et mieux à faire, tout en aidant, bien entendu, la nature dans sa réaction naturelle contre la maladie.

La *thérapeutique symptomatique* ne s'occupe pas de la cause des maladies, mais seulement de leurs symptômes qu'elle cherche à combattre. L'administration d'aconitine pour une névralgie faciale constitue de la thérapeutique symptomatique, on combat la douleur sans s'occuper de sa cause. C'est malheureusement la seule thérapeutique applicable dans un grand nombre de cas ; mais certains symptômes étant dus à la réaction de l'organisme contre les influences morbides, il ne faut pas agir indifféremment contre tous.

La *thérapeutique physiologique* « s'attache à reconnaître les perturbations apportées par la maladie aux fonctions des organes, et à provoquer des phénomènes inverses pour rétablir l'état normal (1) ». La cocaïne étant un vaso-constricteur, l'administration d'un agent vaso-dilatateur pour combattre les accidents dus à celle-ci, constitue de la thérapeutique physiologique. « C'est une thérapeutique symptomatique, mais plus fine, plus pénétrante » (Berlioz).

La *thérapeutique statistique* additionne les cas de guérisons d'une même maladie obtenue par chaque procédé thérapeutique employé, et déclare le meilleur, le procédé qui donne le plus de succès. Appliquée seule, c'est une méthode fausse, la maladie étant rarement semblable à elle-même suivant les individus, néanmoins lorsqu'elle porte sur un très grand nombre de cas, elle permet d'apprécier la valeur d'une méthode de traitement, telle la vaccine.

La *thérapeutique empirique* expérimente, contre une maladie, des médicaments pris au hasard jusqu'à ce qu'elle en ait trouvé un qui paraisse donner un résultat. C'est la méthode employée aux époques primitives de la médecine, elle doit être rejetée.

Il est impossible d'être exclusif dans le choix d'une méthode thérapeutique ; il faut être éclectique, et recourir, suivant les cas, à l'une ou à l'autre des méthodes, ou les employer simultanément de façon à répondre à toutes les indications du traitement.

II. Médications. — Les médications sont les actions thérapeutiques suscitées dans le but de remplir les indications tirées des éléments constitutifs des maladies, c'est-à-dire des éléments morbides

____

(1) Berlioz, *loc. cit.*, p. 5.

proprement dits ou communs (Hayem). La fièvre, l'adynamie, la douleur, etc., sont autant d'éléments morbides, et chaque médication se propose de remédier à un de ces éléments morbides.

Parmi les médications, celles qui intéressent plus particulièrement la thérapeutique dentaire sont :

La *médication désinfectante*, qui a pour but de combattre l'*infection*.

La *médication antiphlogistique*, qui est dirigée contre l'*inflammation*.

La *médication hémostatique*, contre les *hémorragies*.

La *médication de la douleur*.

Pour arriver à leur but, les médications se servent de procédés thérapeutiques divers.

Procédés thérapeutiques. — Il y a sept procédés thérapeutiques différents :

1º *Action psychique*, action morale exercée par le médecin sur le malade.

2º *Action locale*, l'anesthésie locale par réfrigération par exemple.

3º *Révulsion*, phénomènes suscités à distance par les diverses sortes d'irritations localisées, dont le principal type est fourni par les irritations cutanées douloureuses (Hayem).

4º *Action médicamenteuse*, exercée par les médicaments passant dans le sang.

5º *Action germicide*, exercée par les agents antiparasitaires, antiseptiques, etc.

6º *Action trophique*, modifications de la nutrition, résultant soit d'un changement plus ou moins complet dans les conditions habituelles de l'existence (régime, aliments, gymnastique), soit de l'emploi de certains agents physiques (massage, électricité).

7º *Opérations*.

Chaque médication met à contribution un ou plusieurs de ces procédés thérapeutiques.

SECTION II. — LES MÉDICATIONS

A l'exemple du professeur Hayem, nous étudierons la thérapeutique en l'envisageant au point de vue des médications, afin de mieux faire comprendre l'action et les applications des différents procédés thérapeutiques, et des agents qu'ils utilisent.

Parmi ces médications établies par Hayem, certaines s'adressent à de grands processus tels que l'infection, l'inflammation, d'autres s'adressent à de grands symptômes tels que la douleur. Nous étudierons ces diverses médications dans leur application à la thérapeutique dentaire.

CHAPITRE PREMIER

MÉDICATION DÉSINFECTANTE

La médication désinfectante a pour but de combattre le processus connu sous le nom d'*infection*.

La connaissance du processus infectieux est de date récente, elle a pris naissance avec la connaissance des agents désignés sous le nom générique de *microbes*.

I. Doctrine microbienne. — Les anciens croyaient à la génération spontanée, ils pensaient que des êtres organisés pouvaient naître de toutes pièces du néant. Des doutes avaient été émis néanmoins à plusieurs reprises sur ce point, et au siècle dernier, une discussion s'engagea entre les savants à ce sujet, et Spallanzani, en 1765, démontra qu'il ne se produisait pas de végétation dans l'air qui avait été porté à une température assez élevée.

Divers auteurs reprirent ces expériences avec des

résultats contradictoires, et enfin en 1864, Pasteur établit d'une façon irréfutable la présence dans l'air de microorganismes.

Il montra que les poussières que l'on voit dans l'air éclairé par un rayon de soleil pénétrant dans une pièce obscure, sont analogues aux spores cryptogamiques, et que si l'on filtre l'air éclairé par ce rayon lumineux, on ne voit plus rien, parce qu'il n'a plus rien à éclairer.

Il montra que, si l'on sème dans un milieu favorable, bouillon par exemple, les poussières qui ont été arrêtées par le filtre, elles se développent rapidement. Si au contraire, on empêche ces poussières d'arriver au contact de liquides altérables, tels que du bouillon, de l'urine, ceux-ci se conservent indéfiniment sans altération.

Enfin, il montra la variabilité des résultats obtenus suivant la richesse plus ou moins grande en germes, des différentes couches de l'atmosphère. Il prit vingt flacons de bouillon stérilisé scellés à la lampe, et les ouvrit sur la Mer de Glace (mont Blanc), un seul donna signe de vie au bout de quelque temps. La même expérience fut répétée en plaine avec vingt autres flacons, et dans huit, il se produisit des fermentations.

Toutes ces expériences furent répétées en 1878, par Tyndall, qui confirma entièrement les résultats obtenus par Pasteur.

La présence des germes dans l'air était donc irréfutablement démontrée. De là, à démontrer l'influence de certains de ces microorganismes dans le développement de certaines maladies, il n'y avait qu'un pas qui fut vite franchi.

C'est à Lister que revient le mérite d'avoir posé le premier, en 1865, les règles de l'antisepsie chirurgicale.

II. Infection. — L'infection est le résultat de la

pénétration et de la pullulation dans l'organisme des germes pathogènes (Hayem).

Dans les maladies infectieuses locales, les germes restent cantonnés dans une partie du corps.

Microbes. — Ces germes connus sous le nom générique de *microbes*, prennent, suivant leur forme, le nom de *microcoques* (forme globuleuse), de *streptocoques* (en chaînette), de *staphylocoques* (en grappe), de *bacilles* (forme de petits bâtonnets), de *bactéries* (forme de gros bâtonnets).

Pour qu'une infection se produise la présence des microbes seuls n'est pas suffisante, il faut encore qu'ils rencontrent, pour se développer, un milieu favorable. Si l'on place une graine sur un rocher et dans de l'air sec elle ne se développera pas ; placée au contraire dans de la terre arable et dans des conditions d'humidité et de chaleur convenables elles se développera rapidement. Il en est de même pour les microbes. Si dans une carie du 2ᵉ degré on met des staphylocoques, agents ordinaires de la suppuration, celle-ci ne se produira pas. Que ces mêmes staphylocoques soient mis dans une carie du 4ᵉ degré, ils produiront de la suppuration, parce qu'ils ont trouvé là un milieu favorable à leur développement.

Un même phénomène morbide peut être produit par des agents divers, c'est ainsi que la suppuration peut être produite par le staphylocoque *aureus* ou *albus*, par le streptocoque, le pneumocoque, etc.

De même, un même microbe peut donner lieu à des phénomènes divers. Ainsi, pour ne citer que le pneumocoque, qui se rencontre assez fréquemment dans la bouche, ce microbe peut produire suivant les cas une pneumonie, une pleurésie, une méningite, une angine à fausse membrane, un abcès, etc.

Les microbes n'agissent pas seulement par leur présence, mais aussi par les produits qu'ils sécrètent, c'est ce que l'on a appelé l'*intoxication microbienne*.

Les infections sont fréquentes dans les affections dentaires, c'est ainsi que les deux principales que le dentiste ait à traiter, la carie et les stomatites, sont d'origine infectieuse (1). C'est ce qui explique l'importance de la médication désinfectante en thérapeutique dentaire.

III. Médication désinfectante. — Puisque les microbes sont causes des maladies infectieuses, la première indication qui s'impose pour le traitement de celles-ci est donc la mise en œuvre de la médication désinfectante dont la base est constituée par l'application des *antiseptiques*.

ANTISEPTIQUES. — On entend sous le nom d'*antiseptiques* ou *désinfectants*, les agents qui détruisent ou au moins stérilisent les germes pathogènes de l'infection générale ou locale (Hayem). Ce ne sont pas forcément des agents médicamenteux : la chaleur, par exemple, est un antiseptique extrêmement puissant.

L'application des antiseptiques ne constitue pas toute la médication désinfectante ; en effet si, dans une dent infectée, on place un antiseptique et que la salive continue à arriver au contact des parties infectées le résultat est à peu près nul. Il n'en est pas de même si on a placé la digue de caoutchouc et recouvert le pansement antiseptique de gutta-percha qui l'isole complètement. Il faut donc non seulement détruire les germes existants, mais encore empêcher l'arrivée de nouveaux germes et modifier l'organisme pour le rendre moins favorable au développement des germes.

Les antiseptiques sont nombreux, mais ils ne sont pas tous d'égale valeur ; on a calculé celle-ci en

---

(1) Voir Frey, *Pathologie de la bouche et des dents* (*Manuel du chirurgien dentiste*).

cherchant la quantité minima de chaque antiseptique nécessaire pour stériliser un litre de bouillon de culture. Les résultats sont un peu différents suivant les auteurs.

Nous donnons le tableau dressé par M. Miquel :

M. Miquel a employé un bouillon de bœuf ensemencé de germes atmosphériques ou de bacilles adultes et en faisant varier la quantité de la substance antiseptique jusqu'à ce que la liqueur reste indéfiniment imputrescible.

1° *Substances extrêmement antiseptiques.*

Eau oxygénée	$0^{gr}.05$
Bichlorure de mercure	0 07
Azotate d'argent	0 08

2° *Substances très fortement antiseptiques.*

Iode	$0^{gr},25$
Chlorure d'or	0 25
Chlorure de platine	0 30
Acide cyanhydrique	0 40
Brome	0 60
Sulfate de cuivre	0 90

3° *Substances fortement antiseptiques.*

Cyanure de potassium	$1^{gr},20$
Bichromate de potasse	1 20
Gaz ammoniacal	1 40
Chlorure d'aluminium	1 40
Chloroforme	1 50
Chlorure de zinc	1 90
Acide thymique	2 00
Chlorure de plomb	2 00
Azotate de cobalt	2 10
Sulfate de nickel	2 50
Azotate d'urane	2 80
Acide phénique	3 20
Permanganate de potasse	3 50
Azotate de plomb	3 60
Alun	4 50
Tannin	4 80

4° Substances médiocrement antiseptiques.

Bromhydrate de quinine.............. $5^{gr},50$
Acide arsénieux..................... 6 00
Sulfate de strychnine 7 00
Acide borique...................... 7 50
Arsénite sodique................... 9 00
Hydrate de chloral................. 9 80
Salicylate sodique................. 10 00
Sulfate ferreux.................... 11 00
Soude caustique................... . 18 00

5° Substances faiblement antiseptiques.

Perchlorure de manganèse........... 25 gr.
Chlorure calcique.................. 40
Borate sodique..................... 70
Chlorhydrate de morphine........... 75
Chlorure de strontium.............. 85
Chlorure de lithium................ 90
Chlorure de baryum................. 95
Alcool pur......................... 95

6° Substances très faiblement antiseptiques.

Chlorure d'ammonium................ 115 gr.
Arséniate de potasse............... 125
Iodure potassique.................. 150
Sel marin.......................... 165
Glycérine.......................... 225
Sulfate d'ammoniaque............... 250
Hyposulfite sodique................ 275

La proportion indiquée est la dose minimum. Ces nombres s'appliquent aux spores des bactéries et non à celles des moisissures. Les vapeurs d'iode, de brome, de chlore, d'hydrogène, de carbone, de soufre, d'acide azoteux agissent sur les poussières dans une période de temps qui varie de quelques heures à dix jours.

Antiseptiques liquides.

Acide phénique................. $2^{gr},50$ p. 100
—   —   5   » —

Roy. — Thérap. de la bouche.   2

Sublimé corrosif.....................	o	10	p. 100
— —	o	05	—
Hydrate de chloral..............	o	10	—
— —	1	»	—
Acide borique..................	3	»	—
Collodion salol.................	10	»	—
Salol éther....................	10	»	—
Hyposulfite de soude...........	5	»	—

Poudre salol, phénol camphré.

Quoi qu'il en soit de ces expériences de laboratoire, et sans dénier leur importance, la valeur d'un antiseptique est surtout déterminée par la clinique (Hayem).

Les antiseptiques agissent soit sur tous les germes quels qu'ils soient, soit plus particulièrement sur un microorganisme particulier. Les premiers sont les antiseptiques généraux, les seconds sont ceux que l'on pourrait appeler *antiseptiques spécifiques;* le type de ces derniers est constitué par les sels de quinine qui sont doués d'une action spéciale sur les microorganismes du paludisme. Cette catégorie d'antiseptiques est, à l'heure actuelle, très peu nombreuse.

De même qu'un alliage est plus dur que chacun de ses composants en particulier, de même la puissance des antiseptiques augmente par leur association.

PROCÉDÉS DE DÉSINFECTION. — Les procédés de désinfection en thérapeutique dentaire sont différents suivant les régions sur lesquelles on aura à agir. S'il s'agit d'une désinfection de la bouche dans son ensemble, dans le cas de gingivite ou de stomatite par exemple, c'est surtout aux irrigations et aux gargarismes antiseptiques que l'on s'adressera, les applications topiques sont ici d'usage difficile, elles ne pourront se faire qu'à l'aide de collutoires à action forcément fugace; il convient toutefois de faire une exception pour le *stérésol* de Berlioz. Ce seront encore les irrigations antiseptiques qui conviendront pour les abcès du sinus maxillaire et les complications de la carie, pour l'ostéopériostite et la nécrose des maxillaires; nous ne parlons pas bien entendu des opérations qui peuvent être faites ni des pansements extérieurs, analogues alors à ce qui se fait sur les autres régions.

Pour la carie à ses divers degrés, les irrigations pourront être d'utiles adjuvants de désinfection, mais c'est surtout aux applications topiques que l'on s'adressera. Elles ont ici une action durable en raison de la possibilité d'isoler le point à désinfecter du reste de la bouche. Dans la périodontite, on combinera heureusement les grandes irrigations antiseptiques avec les applications topiques faites, soit sous forme de mèches de coton chargées de médicaments, soit d'instillations de solutions antiseptiques concentrées, soit en introduisant l'agent médicamenteux en nature dans le cul-de-sac périostique.

Choix d'un antiseptique — On sera toujours guidé dans le choix d'un antiseptique par la susceptibilité particulière des organes à traiter. C'est elle qui fera rejeter par exemple les sels mercuriels dans le traitement des caries du 4° degré, à cause de la teinte noire indélébile qu'ils communiquent à ces dents. La saveur, quoique le point soit secondaire quand il s'agit d'un traitement, peut influer sur le choix du liquide d'irrigation. C'est ainsi qu'à moins d'indications spéciales on n'emploiera qu'avec réserve les solutions de sels mercuriels à cause de leur saveur désagréable et qui persiste longtemps après l'emploi. Enfin, pour les applications topiques, la surface d'application, et par conséquent la surface d'absorption, étant plus limitée, on pourra employer des agents plus actifs ou des solutions à titre plus élevé que pour les liquides d'irrigation.

Liquides d'irrigation. — Les liquides d'irrigation sont tous en solution aqueuse avec adjonction d'un dissolvant lorsqu'il y a lieu. Voici les principales avec leur titre :

Bichlorure de mercure......	1 p. 1000.
— —	1 p. 5000.
Acide thymique...........	1 à 4 p. 1000.
— phénique	1 à 2 p. 100.
Chloral...................	1 p. 100
Permanganate de potasse..	1 p. 100
Acide borique.............	3,5 p. 100
Iode......................	1 p. 100
Chlorure de zinc...........	1/2 à 1 p. 100
Eau oxygénée.	
Eau chloroformée.	

Applications topiques. — Les antiseptiques employés en applications topiques se présentent sous des formes pharmaceutiques diverses. Ils sont employés soit en nature, soit en vapeurs, soit en solution aqueuse, alcoolique ou dans des essences, soit incorporés à diverses substances inertes.

Les antiseptiques employés en nature sont surtout les essences ou les produits s'en rapprochant par leur volatilité. Disons à ce propos que « le médicament volatil est supérieur, il agit à distance et d'une façon continue. Les parties malades s'en imprègnent lentement et subissent des modifications changeant la nature du terrain et créant un milieu antiseptique. Il en résulte que les essences peuvent, encore plus que les médicaments solubles, servir d'antiseptiques vrais, c'est-à-dire non caustiques et non toxiques (1) ».

Les principaux de ces médicaments sont :

L'essence de girofle.
L'essence de cannelle.

(1) P. Dubois, *Aide-mémoire du chirurgien dentiste. Thérapeutique de la carie dentaire*, p. 179.

La créosote du hêtre.
Le chloroforme.
L'alcool absolu.

Ce sont les agents de choix pour le traitement des caries compliquées, soit seuls, soit associés avec d'autres antiseptiques, ainsi qu'il est dit plus loin.

Les solutions aqueuses sont peu employées en applications topiques, il n'y a guère que le chlorure de zinc de 5 à 10 p. 100 pour pansement dans les caries du 4e degré ou le nitrate d'argent à 1 p. 100 dans la périodontite.

Les solutions alcooliques sont très employées :

    Le bichlorure de mercure.........   1 p. 200.
    L'acide thymique................   1 p. 100.
    L'acide phénique.   A parties égales avec alcool.
    L'iode (sous forme de teinture).....   1 p. 12

Les solutions dans les essences sont, nous l'avons dit, d'excellentes préparations; c'est surtout l'iodoforme qui est associé à celles-ci. Ce médicament, quoique ne donnant pas de bons résultats de laboratoire, en fournit de très bons en clinique et l'on se trouvera bien de son emploi. Un composé excellent pour l'obturation des canaux ou le coiffage de la pulpe est le composé formulé par Witzel :

    Iodoforme....................   0 gr. 5
    Oxyde de zinc................   5 grammes.
            Pour la poudre.

    Essence de girofle............   1 gramme.
    Vaseline liquide..............   5 grammes.
            Pour le liquide.

Faire le mélange extemporanément jusqu'à consistance de pâte.

Nous employons cette formule, mais en n'y faisant pas figurer de vaseline et en augmentant la quantité d'iodoforme que nous mélangeons à l'oxyde de zinc à parties égales.

La gutta-percha sert d'excipient à un certain nombre d'antiseptiques, l'iodoforme, l'oxyde de cuivre, le nitrate d'argent; l'iodoforme a été employé aussi sous forme de collodion iodoformé pour le coiffage de la pulpe (Lehr).

Signalons enfin le *stérésol* de Berlioz, vernis antiseptique adhérent aux muqueuses et formé par l'association de divers antiseptiques et de matières résineuses.

Chaleur. — La *chaleur* est, nous l'avons dit, le plus puissant des antiseptiques, tous les germes en effet sont détruits à une température de 110° produite par la vapeur d'eau sous pression, ou au-dessus de 150°, chaleur sèche. Ces températures ne peuvent évidemment pas être atteintes pour agir sur les tissus, quoiqu'on ait tenté de pratiquer le flambage des plaies (Félizet). Néanmoins, la chaleur peut rendre de grands services en thérapeutique dentaire, qu'elle soit appliquée sous forme d'air chaud projeté dans les cavités ou les canaux radiculaires des dents, ou sous forme de pointes galvanocaustiques ou de cautère (Godon, Amoedo). L'air chaud projeté dans les cavités cariées des dents enlève à l'ivoire une partie de l'eau que celui-ci contient en excès lorsqu'il est altéré par la carie ; il crée ainsi un milieu moins humide, moins propre par conséquent au développement des agents microbiens, et pouvant absorber plus facilement grâce à cette dessiccation les principes médicamenteux mis à son contact, en même temps que par la température produite, température qui, dans les dents dévitalisées peut être assez élevée, on obtient, sinon une destruction, au moins une grande atténuation de virulence des germes. Ce que nous venons de dire pour l'air chaud s'applique également aux pointes de cautères introduites dans les canaux qui jouent de plus le rôle de caustique pour détruire de petits débris radiculaires de la pulpe.

On peut rapprocher de la chaleur, le moyen de désinfection proposé par Schéier, de Vienne, qui consiste à introduire, la digue ayant été préalablement mise, un petit fragment de potassium dans les canaux radiculaires. Celui-ci au contact de l'eau s'oxyde rapidement avec dégagement de chaleur en produisant de la potasse et de l'hydrogène. La chaleur n'est pas seule à jouer un rôle ici, mais, quoi qu'il en soit, le procédé mérite d'être signalé.

CHAPITRE II

MÉDICATION STHÉNIQUE

L'adynamie (1), avec ses diverses variétés cliniques, est une des principales conséquences de l'infection générale. La médication sthénique est celle qui se propose de combattre l'adynamie ; les indications de cette médication sont remplies par : 1° la diététique (hygiène dans le choix des aliments), 2° l'administration d'agents médicamenteux (alcool, quinquina, etc.), 3° différents procédés de révulsion (lotions froides, vinaigrées, etc.) (Hayem).

CHAPITRE III

MÉDICATION ANTIPYRÉTIQUE

L'état fébrile est essentiellement caractérisé par l'élévation de la température centrale. Il suffit que

(1) (α privatif, δυναμις, force), affaiblissement général dans le cours d'une maladie aiguë.

cette élévation soit un peu durable pour qu'on puisse affirmer qu'il y a fièvre.

La médication antipyrétique a pour but de combattre l'élément fièvre.

La fièvre étant le plus souvent un élément secondaire, il est clair qu'il faut d'abord s'adresser au processus qui le tient sous sa dépendance (infection). Mais c'est précisément pour les cas où nous ne pouvons agir sur la cause première que nous nous rejetons sur la médication antipyrétique (Hayem).

Les indications de celle-ci consistent à faciliter la combustion et l'élimination des produits nuisibles, à soutenir le système nerveux et à modérer la consomption fébrile en donnant plus de résistance aux éléments anatomiques (médication sthénique).

Le type des médicaments antipyrétiques est fourni par la quinine et ses sels.

CHAPITRE IV

MÉDICATION ANTIPHLOGISTIQUE

La médication antiphlogistique est celle qui est dirigée contre les processus inflammatoires.

1. **Inflammation**. — INFLAMMATION AIGUE. — Les anciens auteurs définissaient ainsi l'inflammation : Un tissu est enflammé quand il est rouge, chaud, tuméfié, douloureux, et ils avaient fait de ces quatre symptômes, *rubor*, *calor*, *tumor*, *dolor*, les signes cardinaux de l'inflammation. Mais l'inflammation est un processus plus complexe qu'on ne le pensait autrefois. Il y a quelques années, on considérait l'inflammation comme l'exagération des phénomènes physiologiques de la nutrition des organes. Sous une influence irritante, les éléments cellulaires se for-

maient en plus grande abondance, la diapédése qui s'observe normalement s'activait outre mesure. Entre l'inflammation et la rénovation moléculaire, il n'y avait donc qu'une question de degré. Maintenant un élément nouveau s'ajoute, qui fait de l'inflammation un phénomène essentiellement spécifique : la pénétration des microbes dans les vaisseaux et dans les leucocytes ; le globule de pus n'est plus le globule blanc, la cellule lymphatique ou embryonnaire banale ; il renferme un microorganisme. Sa nature et ses fonctions sont changées (Reclus) (1).

L'inflammation est donc un élément secondaire, consécutif à l'infection ; pyrexies, phlegmasies appartiennent au même grand groupe nosologique des maladies infectieuses aiguës (Hayem).

Inflammation chronique. — L'inflammation chronique est une phlegmasie à évolution lente qui s'accompagne de phénomènes locaux et généraux peu accentués (A. Heurtaux).

Le plus souvent la chronicité d'une phlegmasie reconnaît pour cause une modification du terrain organique, de sorte que les manifestations inflammatoires chroniques ressortissent plutôt de l'étude du traitement de certaines maladies que de celle de la médication antiphlogistique. Il est néanmoins parfois indiqué de s'adresser à l'élément inflammatoire ; on n'atteint pas la cause, mais on est obligé de se contenter d'atténuer quelques-uns de ses effets ou de vaincre une de ses complications (Hayem).

Toutefois l'inflammation n'est pas fatalement d'origine microbienne. En effet, si une irritation se produit dans un milieu dépourvu de germes une inflammation se produit, c'est un processus anato-

____

(1) Reclus, Kirmisson, Peyrot, Bouilly, *Manuel de pathologie externe*, vol. I, p. 5.

mique local assez complexe, consistant essentiellement en troubles vasculaires et nutritifs dont le
type le plus vulgaire est réalisé par l'ensemble de
phénomènes que détermine l'introduction d'un corps
étranger au sein des tissus vivants.

II. Médication antiphlogistique. — La médication antiphlogistique est la seule à laquelle on
puisse recourir quand les lésions ne sont pas d'origine microbienne ou bien lorsque, tout en étant
liées à la présence de protoorganismes, elles sont
inaccessibles aux procédés de la médication désinfectante locale (Hayem). Elle peut être de plus un
adjuvant à cette dernière.

Parmi les phénomènes inflammatoires, la fluxion
sanguine est un de ceux sur lesquels les procédés
de la médication ont le plus de prise, en modérant
cette fluxion, la circonscrivant ou même en préci-
pitant sa marche.

En rendant la fluxion moins intense, plus fugi-
tive, on influence déjà l'exsudation inflammatoire;
on agira en outre sur elle en cherchant à la restreindre, quand elle sera formée, en cherchant à en
faciliter la résorption ou à évacuer l'exsudat.

Enfin contre la douleur on possède de nombreux
moyens (1).

Quand la résolution s'opère, on doit faire en sorte
qu'elle soit complète, afin d'éviter les reprises si fréquentes du processus phlegmasique. On agira aussi
sur le sang qui, dans les phlegmasies, présente des
modifications, augmentation de la fibrine et diminution de la coagulabilité.

Procédés de la médication. — Les procédés de la
médication antiphlogistique sont très nombreux, ils
peuvent être rangés en deux groupes, suivant que

____

(1) Voir *Médication de la douleur*, p. 52.

l'on exerce une *action locale* ou *topique*, ou que l'on cherche à produire une *action révulsive*.

Action locale. — Le *froid* est un bon moyen antiphlogistique, mais plutôt préventif que curatif. Il amène une diminution de la fluxion et de la douleur en resserrant les vaisseaux et en produisant un certain degré d'anesthésie locale. Il soustrait du calorique aux tissus et a une influence d'arrêt sur la pullulation des germes. Son application doit être prolongée et sa suppression progressive à cause de la réaction qui se produit alors et qui amène une exacerbation des symptômes. Pour les affections buccales et dentaires, le froid est d'application rare, sauf bien entendu pour l'anesthésie locale, en raison de la susceptibilité particulière des organes dentaires. Absolument contre-indiqué dans la pulpite, il peut amener un peu de soulagement dans la périostite, mais cet avantage est contre-balancé par la réaction consécutive à la cessation du froid. On prescrit parfois la glace qu'on laisse fondre dans la bouche par petits morceaux dans la pharyngite aiguë.

La *compression* diminue l'irrigation sanguine et c'est ce qui explique le soulagement momentané éprouvé, en cas de périostite, par une pression douce et continue exercée sur la dent atteinte, mais elle n'a pas d'indication thérapeutique, si ce n'est en cas d'abcès ouvert pour favoriser l'écoulement du pus et l'accolement des parois du foyer purulent.

Les *isolants* protègent les parties enflammées du contact de l'air et par conséquent des germes atmosphériques, aussi sont-ils tout particulièrement indiqués dans les cas d'inflammation pulpaire. La pulpe, même non enflammée, réagit d'une façon très intense aux impressions thermiques ou de contact et l'inflammation augmente encore cette sensibilité. Aussi un simple pansement occlusif suffit-il déjà à diminuer la pulpite en protégeant la pulpe contre ces impressions extérieures qui augmentent sans cesse son inflammation.

Si l'on pratique le coiffage de la pulpe, l'emploi d'un isolant est indispensable ; il est bien entendu que cet isolant devra joindre à ses qualités isolantes des qualités antiseptiques, afin de neutraliser les agents microbiens qui pourraient se trouver au contact de l'organe. Les meilleurs sont la coiffe en platine en forme de cupule avec la pâte de Witzel ou le collodion iodoformé (Lehr).

A côté des désinfectants proprement dits, il existe des substances dont la puissance germicide est faible ou même nulle et dont le but principal ou unique est de modifier la nutrition des tissus enflammés, en un mot des agents dont l'action trophique est prédominante ou seule en cause (Hayem) ; ce sont ces agents qui sont mis en œuvre suivant qu'on exerce une *action substitutive, astringente* ou *révulsive.*

Action substitutive. — Lorsqu'une inflammation par cause morbide est grave par la nature de ses produits, sa tendance à s'étendre, sa durée, on met en contact avec le tissu un modificateur irritant lui-même, qui change le mode morbide et abrège la durée de la maladie. En d'autres termes, on cherche à substituer à une inflammation pathogénique grave, une irritation médicamenteuse ayant une tendance à se terminer favorablement (Trousseau et Pidoux). Les agents de la méthode substitutive sont naturellement des irritants et des caustiques, des agents capables à eux seuls de déterminer une inflammation.

Mais la doctrine de la substitution n'a pas survécu. Toutes les actions locales se résolvent, en effet, en modifications exercées soit sur les éléments anatomiques et les tissus, soit sur les germes morbides quand les substances employées sont antiseptiques (Hayem).

Quoi qu'il en soit de leur action, ces agents rendent de grands services et la thérapeutique dentaire les utilise fréquemment. C'est particulièrement à eux que l'on s'adresse dans le traitement de la périodontite, et les propriétés irritantes des agents employés contre cette affection ne sont pas moins importantes que leurs propriétés antiseptiques. Citons plus particulièrement l'acide chromique vanté par Magitot, mais qui ne paraît pas avoir donné ce qu'en espérait son auteur, et qui décalcifie énergiquement les dents (Dubois). La teinture d'iode, qui est là un agent peu énergique. Le chlorure de zinc et l'iodure de zinc (Harlan) sont, au contraire, les agents de choix à employer concurremment avec les antiseptiques et les moyens révulsifs dont nous parlerons.

Dans les sinusites, des injections de chlorure de zinc, de teinture d'iode modifient favorablement la suppuration; il en est de même dans toutes les suppurations à forme atonique.

Dans les gingivites et même dans les gingivo-stomatites, les badigeonnages de teinture d'iode de la muqueuse enflammée sont d'un très heureux effet, il en est de même des pointes de feu qui, quoique plus intenses comme moyen, agissent de la même façon. Le nitrate d'argent modifie heureusement la marche des ulcérations linguales ou buccales à cicatrisation lente.

Astringents. — On désigne sous le nom d'*astringents* des agents qui déposés immédiatement sur la peau et les muqueuses produisent une astriction, c'est-à-dire un resserrement des tissus avec développement d'une sensation de froncement et de condensation, un état tonique des tissus (Trousseau et Pidoux). Le type des astringents est le tannin, toutes les plantes à propriétés astringentes agissent par le tannin qu'elles contiennent. L'acide sulfurique étendu et ses sels, les sels de fer, de zinc, de plomb, l'alun, le chlorate de potasse, le borate de soude sont des astringents.

En thérapeutique dentaire, les astringents sont des agents antiphlogistiques très employés. Les collutoires et gargarismes astringents, dans les gingivo-stomatites, sont d'heureux adjuvants du traitement; le chlorate de potasse, le borate de soude sont les plus fréquemment employés dans ce but. Les poudres dentifrices doivent être généralement astringentes, afin d'exercer une légère action tonique sur les gencives avec lesquelles elles se trouvent en contact; c'est le chlorate de potasse, le borate de soude, le tannin, la poudre de quinquina qu'on y incorporera dans ce but. Dans les glossites non spécifiques, la leucoplasie buccale, ce sont les astringents qui constituent la base du traitement. Dans la périostite les astringents ne rendront pas de service, ne pouvant pas s'appliquer sur la partie enflammée; appliqués sur la gencive, ils agiraient bien sur celle-ci en en diminuant la congestion, mais il y aurait hypérémie compensatrice du côté du périoste, ce qui irait à l'encontre du but cherché. Dans la pulpite également les astringents n'offrent aucune application; toutefois certains agents vaso-constricteurs rendront des services en produisant une action analogue à celle des astringents, c'est-à-dire une diminution du calibre des vaisseaux enflammés et, par conséquent, de la congestion; l'ésérine a été conseillée dans ce but par M. P. Dubois. La cocaïne joint à son action analgésique une action vaso-constrictive qui ajoute à son action calmante dans la pulpite.

Quoique très employé autrefois, on proscrira l'alun de la thérapeutique buccale; il exercerait, d'après Magitot, une action fâcheuse sur les tissus durs de la dent.

Emollients. — Les émollients sont des agents qui relâchent les tissus des organes avec lesquels on les met en contact, diminuent leur tonicité et tendent à émousser leur sensibilité (Bouchardat). Les principaux émollients sont les fécules, l'amidon, la farine de lin (en cataplasmes), les gommes, le lichen, la guimauve, etc., etc.

Les émollients, encore si fréquemment utilisés en thérapeutique médicale où ils rendent des services, sont maintenant d'application rare en chirurgie; les cataplasmes, autrefois si employés, sont et doivent être maintenant proscrits de la pratique chirurgicale, ils constituent en effet un véritable milieu de culture pour les microbes qui s'y développent à plaisir. On les remplace avantageusement par des applications antiseptiques humides, recouvertes de tissus imperméables, qui exercent la même action calmante dans les processus phlegmasiques, sans avoir les inconvénients des cataplasmes; les bains locaux ou généraux agissent de même.

Dans la bouche, on pourra prescrire quelquefois des gargarismes d'eau de guimauve tiède en cas d'abcès alvéolaire en voie de formation; on a conseillé, dans ce même cas, l'application *loco dolente* d'une figue cuite dans du lait; ce sont de petits moyens à employer à l'occasion. En cas de fluxion, abcès ou adéno-phlegmon, les cataplasmes appliqués sur la joue devront être absolument rejetés; en dehors des inconvénients ci-dessus indiqués, ils favorisent l'ouverture vers la peau des collections purulentes, ce que le dentiste doit chercher à éviter à tout prix; c'est pourquoi les applications humides elles-mêmes ne seront pas employées, à moins que l'on ne se trouve en présence d'une collection purulente nettement dirigée vers le tégument externe et dont l'ouverture par cette voie est irrémédiable.

Révulsion. — On doit entendre, sous le nom de *révulsion*, les phénomènes qui sont suscités à distance par les diverses sortes d'irritations localisées dont le principal type est représenté par les irritations cutanées douloureuses (Hayem).

La masse totale du sang étant *une*, si un organe est enflammé, il y a hypérémie de cet organe, c'est-à-dire augmentation de la masse de sang qui irrigue habituellement cette région, et il y aura forcément, par compensation, anémie dans les autres régions. Si donc, en un endroit plus ou moins éloigné de celui qui est enflammé, on provoque une irritation, il en résulte une hypérémie locale qui, à son tour, soustrait une plus grande quantité de sang à la masse sanguine, et par conséquent à l'endroit primitivement enflammé, où l'hypérémie se trouve diminuée par contre-coup. On a fait dans ce cas de la révulsion.

Toutefois, l'action révulsive ne se borne pas à exercer une action en quelque sorte mécanique, elle est plus conplexe ; en effet, « la physiologie nous amène à considérer la révulsion comme un procédé thérapeutique énergique mettant à profit les nombreux actes réflexes que peuvent susciter les diverses sortes d'excitations des extrémités nerveuses des nerfs sensibles... Aussi ne devra-t-on pas tenter de supprimer par des anesthésiques, la douleur produite si l'on veut tirer de la révulsion tout le bénéfice qu'on est en droit d'en attendre. Enfin, un certain nombre de faits qui ont échappé presque complètement à l'analyse physiologique établissent que les excitations périphériques produisent, en outre des phénomènes sensibles précédemment décrits, des modifications dans l'état du système nerveux et par suite dans son mode de fonctionnement » (Hayem).

Les révulsifs peuvent remplir deux indications principales en s'adressant soit à l'éréthisme nerveux et à la douleur, soit à l'éréthisme vasculaire et par suite à la congestion et aux phénomènes vasculaires de l'inflammation.

L'action sur la douleur est évidemment une des conséquences de l'action cardio-vasculaire, puisque la douleur est souvent liée à la congestion des organes enflammés (Hayem).

Les *moyens révulsifs* sont nombreux : les uns sont d'action moyenne, tels les sinapismes, les ventouses sèches et scarifiées ; d'autres sont d'action plus intense, tels les vésicants et les caustiques.

La *moutarde* est un agent précieux de la médication révulsive ; en cas de périostite aiguë on pourra prescrire soit l'application de sinapismes aux membres inférieurs, soit un bain de pied sinapisé. On n'oubliera pas que la farine de moutarde doit être délayée à l'eau froide, l'essence sinapique allylique, son principe actif, ne se dégageant pas à la chaleur ; on ajoute ensuite de l'eau chaude.

On doit à Flagg l'emploi des *capsicum bags* en application sur la gencive au niveau de la dent malade, dans les cas de périostite aiguë. Les capsicum bags consistent en de petits sacs de toile fine contenant du poivre de Cayenne en poudre ; on peut, au lieu de sacs, faire de petits emplâtres avec des disques de peau de chamois grands comme une pièce de vingt centimes. Le petit morceau de cuir est trempé dans la teinture de capsicum avec une solution à 10 p. 100 de solution de cantharides (1). Dans les

______

(1) On trouve ces petits emplâtres tout préparés dans les dépôts dentaires.

périostites commençantes ils rendent de grands services. Ils sont également utiles lors de la formation des abcès alvéolaires, en favorisant l'issue du pus vers la gencive (P. Dubois).

L'*iode* appliqué sur les téguments sous forme de *teinture d'iode* est un révulsif léger très employé, et qui rend de grands services dans la périostite notamment, surtout la forme chronique, et dans la périodontite surtout au début. Elle sera employée également ment en badigeonnages au niveau de l'articulation temporo-maxillaire, en cas d'arthrite de cette articulation ; on se rappellera à ce propos qu'il ne faut pas faire, au maximum, plus de trois applications successives de ce médicament sur la peau si l'on ne veut pas laisser sur celle-ci une marque indélébile. Si de nouvelles applications sont nécessaires, on attendra pour le faire que la peau soit revenue à son état normal. Même recommandation pour les adénites chroniques contre lesquelles on conseille aussi ce même mode de traitement.

Les *pédiluves chauds* pourront amener du soulagement en cas de périostite aiguë, nous avons déjà indiqué dans le même cas les pédiluves sinapisés.

Parmi les moyens mécaniques de révulsion, les *saignées locales*, sous forme de *scarifications* profondes de la gencive, pourront amender notablement la marche de la périostite ; on pourrait même dans ce cas recourir à l'application d'une *sangsue* portée sur la gencive à l'aide d'un tube approprié et au moyen duquel on la maintient en place jusqu'à ce qu'elle se détache, afin d'éviter qu'elle ne tombe dans les voies digestives ou respiratoires. Si l'hémorragie consécutive à l'application d'une sangsue se prolongeait, on l'arrêterait à l'aide des moyens indiqués plus loin. Si la sangsue ne se détache pas d'elle-même, on ne l'arrachera pas, mais on lui fera lâcher prise en mettant à son contact un peu d'eau salée ou d'eau vinaigrée. C'est également de l'eau salée ou de l'eau vinaigrée qui serait donnée à l'intérieur, en même temps qu'un vomitif, en cas de chute de la sangsue dans les voies digestives.

Des scarifications plus ou moins profondes des gencives modifient favorablement les gingivites d'intensité moyenne; si la gingivite est assez grave, ou si les scarifications ont échoué, on devra recourir aux pointes de feu sur tout le bord libre des gencives atteintes; ce moyen révulsif très énergique donne les meilleurs résultats.

La *cautérisation ignée* est également indiquée dans la périodontite, surtout au début, où elle peut enrayer, ou tout au moins retarder, l'évolution de la maladie; les pointes de feu seront faites sur la gencive sur le trajet de la racine de la dent atteinte.

L'ignipuncture pratiquée dans les mêmes conditions que pour la périodontite amènera généralement, si la dent a été au préalable bien désinfectée, la disparition de la périostite chronique. Les pointes de feu sont également indiquées en cas d'arthrite temporo-maxillaire, si les applications d'iode échouent et si la marche et l'intensité de l'affection sont suffisantes pour ne pas craindre de laisser à la face des cicatrices indélébiles.

Le *chlorure de méthyle*, en même temps qu'un anesthésique local, est un agent de révulsion très énergique; dans les névralgies rebelles on pourra y avoir recours, mais on n'oubliera pas, qu'à la suite de son application, il se produit une pigmentation notable de la peau; aussi emploiera-t-on de préférence le procédé du stypage (1).

Parmi les révulsifs à action énergique, en dehors

(1) Voir *Anesthésie.*

de ceux que nous venons de citer, il en est peu d'autres qui soient employés ordinairement en thérapeutique dentaire. Les *vésicants, ammoniaque, teinture de cantharides* (vésicatoires), ne sont pas employés; cependant, un petit emplâtre de mouche de Milan au-devant du conduit auditif externe est quelquefois conseillé dans les névralgies rebelles, d'origine non dentaire. D'autres agents caustiques y sont employés, mais ce n'est plus alors pour exercer une action révulsive, mais pour détruire des organes ou des portions d'organe dont la conservation n'est plus possible ou la présence nuisible; nous traiterons ce point un peu plus loin à la médication caustique.

On peut diminuer la masse totale du sang et la pression sanguine sans faire sortir le sang en nature de ses voies naturelles. On atteint ce but à l'aide de la spoliation séreuse, c'est-à-dire en excitant certaines sécrétions naturelles qui soustraient au sang une partie de ses principes liquides et salins. Ce genre de spoliation a été désigné sous le nom d'*hypercrinie*. Quelques-uns des agents à l'aide desquels on l'exerce déterminent, en outre de l'action secrétoire, une action irritative des muqueuses, qui amène des phénomènes réflexes constituant un genre particulier de révulsion; d'où l'hypercrinie simple et l'hypercrinie irritative ou révulsive (Hayem).

Les *hypercriniques simples* sont : les *diurétiques*, les *sudorifiques*, les *sialagogues*.

Les *hypercriniques irritatifs* ou *révulsifs* sont les *vomitifs* et les *purgatifs*.

Le dentiste n'a pas à utiliser les hypercriniques simples, mais l'hypercrinie irritative peut être un adjuvant du traitement local ; c'est ainsi qu'en cas de périostite aiguë on pourra faire un peu de dérivation intestinale à l'aide d'un purgatif salin, sulfate de soude ou de magnésie ; les Américains utilisent fréquemment ce procédé de révulsion. De même dans les inflammations buccales généralisées avec état général infectieux, on se trouvera bien de l'emploi d'un purgatif qui, en outre de la dérivation, fait de l'antisepsie intestinale que l'on peut compléter par l'administration de benzonaphtol ou de salicylate de bismuth ou de magnésie.

Altérants. — Trousseau et Pidoux ont défini les *altérants*, « des médicaments qui dénaturent le sang et les humeurs et les rendent moins propres à l'acte de la nutrition, et à fournir des matériaux aux phlegmasies aiguës et chroniques. Ces mêmes agents s'opposent peut-être à la génération des produits accidentels épigénétiques (1) ». Ces auteurs faisaient intervenir cette méthode contre l'inflammation et d'autres processus morbides.

Bouchardat (2) range dans les altérants : les préparations de mercure, d'arsenic, d'or, de platine, d'argent, de cuivre, d'iode, de baryum, administrées à des doses altérantes, c'est-à-dire à dose assez petite pour qu'il n'y ait pas d'effet immédiat sensible, et cependant suffisante pour qu'à la longue ils fassent éprouver à l'économie une modification persistante.

En ce qui concerne plus particulièrement la thérapeutique dont nous traitons, nous nous occuperons de l'imprégnation mercurielle de l'économie, qui aurait « d'après les partisans de la méthode, la propriété d'enrayer la marche de la suppuration, de faire tomber la fièvre, de prévenir la suppuration, en un mot une action antiphlogistique générale » (Hayem). C'est cette pratique qui faisait faire sur les parties enflammées des onctions avec l'onguent

(1) Trousseau et Pidoux, *Traité de thérapeutique.*
(2) Bouchardat, *Formulaire magistral,* 1883.

3.

mercuriel dans le but de faire rétrocéder la marche du processus inflammatoire. M. Lucas Championnière cherche à remettre en honneur cette pratique un peu tombée en désuétude; nous l'avons pour notre part mise en pratique et en avons tiré d'excellents résultats.

En cas d'adéno-phlegmon, la cause première écartée autant que possible, on fera appliquer sur la région tuméfiée une couche d'onguent mercuriel que l'on renouvelle tous les jours et que l'on recouvre d'une feuille d'ouate à chaque fois. Grâce à cela on pourra espérer voir, ainsi que nous l'avons observé, rétrocéder et guérir très rapidement, sans incision, des adéno-phlegmons de la région sus-hyoïdienne dont l'ouverture cutanée paraissait inévitable.

L'explication de ce fait est peut-être, ainsi que le dit Hayem, « que le mercurialisme aigu rend l'organisme, envisagé comme milieu de culture, moins favorable au développement et à la pullulation des germes et que toute la thérapeutique mercurielle réside dans ce fait ».

CHAPITRE V

MÉDICATION HÉMOSTATIQUE

I. Hémorragies, leurs causes. — La médication hémostatique est celle qui est dirigée contre les hémorragies. Celles-ci, au point de vue de leur genèse, sont divisées en : *hémorragies dyscrasiques*, consécutives à des modifications de consistance et de composition du sang, et en *hémorragies mécaniques*, dans lesquelles les vaisseaux sont divisés. Les *hémorragies supplémentaires* accompagnent ou remplacent l'écoulement menstruel. Au point de vue anatomique on divise les hémorragies en *hémor-rragies artérielles, veineuses, capillaires* (L. Thomas).

Les altérations du sang provoquent les hémor-ragies, soit en réalisant par elles-mêmes une cause mécanique de désordre circulatoire, soit en créant simplement un état de disposition à des hémorra-gies trouvant alors leur cause prochaine dans un trouble vaso-moteur ou dans une lésion trauma-tique quelque faible qu'elle soit (Hayem).

L'hémophilie est une diathèse hémorragique. Les hémophiles ont des hémorragies spontanées à la surface des muqueuses, et des traumatismes relati-vement légers (avulsion de dents, petites coupures, piqûres de sangsues) sont suivis d'écoulement de sang difficiles à arrêter. L'hémophilie s'atténue avec l'âge; elle paraît tenir plutôt à une structure anor-male des capillaires qu'à une dyscrasie propre-ment dite (L. Thomas).

II. Moyens hémostatiques. — Ainsi qu'on vient de le voir, les causes des hémorragies sont diverses; les moyens hémostatiques diffèrent donc un peu suivant les causes et dans une hémorragie dyscrasique on ne devra pas se borner purement et simplement à arrêter l'écoulement sanguin. Une hémorragie gingivale scorbutique ne se traitera pas comme une hémorragie gingivale banale : en outre du traitement immédiat, qui consiste à arrêter l'écoulement sanguin, il faudra modi-fier le terrain organique, cause première de cette hémorragie, en changeant le malade de milieu, en le plaçant dans une habitation sèche et enso-leillée et en lui ordonnant un régime tonique, alcool, quinquina et des légumes verts, sans préju-dice du nettoyage et de la désinfection de la bou-che dont le mauvais état prédispose aux hémor-ragies.

De même dans les hémorragies périodiques, qui sont une des formes larvées de l'impaludisme, on devra administrer du sulfate de quinine pour combattre l'infection paludique et grâce à cela l'hémorragie ne se reproduira pas.

Néanmoins, quelle que soit la cause de l'hémorragie, le traitement immédiat est le même, il variera seulement suivant la nature des vaisseaux atteints, leur calibre et la région où ils sont situés.

La nature et le calibre des vaisseaux n'ont pas une très grande importance pour les hémorragies buccales, il s'agit en effet le plus souvent d'hémorragies en nappe d'origine capillaire ; il est exceptionnel qu'un vaisseau d'un calibre notable soit ouvert. La région, par contre, n'est pas indifférente et il est bien certain qu'on se rendra plus aisément maître d'une hémorragie gingivale que d'une hémorragie ayant son siège dans la profondeur de l'alvéole. Ces dernières sont, du reste, en général, les seules qui présentent quelque gravité, à moins que la langue ou quelque autre organe voisin n'ait été intéressé.

MOYENS MÉCANIQUES. — Une hémorragie s'arrête d'elle-même si un caillot se forme à l'extrémité du vaisseau divisé. Tous les moyens hémostatiques ont donc pour but de favoriser la formation de ce caillot.

Quand il s'agit d'hémorragies d'organes externes, ce qui est ici le cas, ce sont certainement les moyens mécaniques qui tiennent le premier rang comme agents hémostatiques.

Tout d'abord, le malade ne sera pas couché, ce qui favoriserait l'arrivée du sang dans la région, à moins qu'il n'y ait syncope, et alors celle-ci peut amener la cessation de l'hémorragie. Il ne parlera pas et surtout n'exécutera pas de mouvement de succion.

Compression. — La compression est un des moyens

les plus efficaces pour arrêter l'hémorragie, elle sera pratiquée sur le foyer hémorragique, dans les cas simples, à l'aide d'un simple tampon de coton maintenu soit avec une pince, soit avec les doigts ou encore en faisant fermer les mâchoires et les maintenant fermées au besoin avec une fronde. Dans la grande majorité des cas, pourvu que cette compression soit suffisante et surtout suffisamment prolongée on viendra à bout d'hémorragies même assez abondantes.

Si cela ne suffisait pas on pourrait recourir à des tampons formés d'autres substances : gutta-percha, stent, cire, plâtre, ouate imbibée d'une solution de gutta-percha dans le chloroforme (P. Dubois), feuilles de matico roulées en cylindre (Tomes), à défaut d'autre chose, un simple bouchon de liège, ces diverses substances étant associées avec un ou plusieurs des agents hémostatiques dont il va être parlé un peu plus loin.

Si l'hémorragie est très abondante et le vaisseau divisé d'un calibre notable, on pourra faire, en outre de la compression directe, de la compression indirecte sur les vaisseaux irriguant la région (carotides primitives); cette dernière pourra s'exécuter simplement à l'aide des doigts (compression digitale) ou à l'aide d'instruments spéciaux (tourniquet, garrot), mais difficilement applicables au cou ou à la tête.

Ligature, Torsion. — Pour les hémorragies gingivales ou alvéolaires, la ligature des vaisseaux dans la plaie est à peu près impossible, on ne pourrait que faire la ligature de la carotide externe et dans le cas, bien entendu, où tous les autres moyens auraient échoué. Il n'en est pas de même pour les plaies de la langue, de la joue, du voile du palais ou du plancher de la bouche, où la ligature des vaisseaux ouverts est possible, sinon toujours très facile. On saisira avec une pince hémostatique les vaisseaux qui saignent et on fera la ligature avec un fil de soie ou de catgut ; on pourra dans certains cas se contenter de laisser la pince à demeure pendant vingt-quatre ou quarante-huit heures si le vaisseau est difficile à lier. La torsion du vaisseau saisi pourra également suffire parfois et éviter la ligature.

AGENTS MÉDICAMENTEUX. — Les agents médicamenteux hémostatiques sont employés soit à l'intérieur, soit en applications externes. Parmi les premiers le plus important est l'ergot de seigle qui a une action élective sur les fibres musculaires lisses qu'il contracte. Il rétrécit ainsi le calibre des artères et agit donc comme hémostatique. On l'emploie sous forme de poudre ou d'extrait (ergotine de Bonjean), on emploie aussi son alcaloïde (ergotinine de Tanret). L'ergot de seigle pourra rendre des services dans certaines hémorragies persistantes ; avant d'administrer l'ergot de seigle, on s'assurera, si on a affaire à une femme, que celle-ci n'est pas enceinte, ce qui serait une contre-indication formelle à l'emploi de ce médicament.

L'*hamamelis virginica* administré à l'intérieur, surtout sous forme d'extrait fluide (hamameline), jouit de propriétés hémostatiques remarquables ; on pourra également employer ce médicament en applications topiques ou mieux *intus et extra*.

Les acides minéraux et végétaux, les astringents, tannin et végétaux qui en contiennent, le perchlorure de fer, etc., sont des agents qui administrés à l'intérieur augmentent la coagulabilité du sang.

Le froid fait contracter les vaisseaux, il est donc hémostatique ; il sera un utile adjuvant du traitement, on l'appliquera soit en faisant laver la bouche ou en faisant des injections d'eau aussi froide que possible, soit en laissant fondre dans la bouche de petits morceaux de glace.

La chaleur, sous forme d'injections aussi chaudes qu'elles peuvent être supportées, agit aussi comme hémostatique. Les lavages avec des liquides tièdes favorisent au contraire l'écoulement du sang.

Tous les astringents, en applications externes, agissent comme hémostatiques. Les meilleurs hémostatiques pour combattre les hémorragies alvéolaires sont le tannin, l'eau de Rabel et la dissolution de gutta-percha dans le chloroforme. On fait une pâte semi-solide d'eau de Rabel et de tannin, on imbibe de gutta chloroformée une première boulette qu'on enduit de la pâte au tannin et on la place au fond de l'alvéole en évitant de faire fuser sur les dents voisines à cause de l'action nocive sur celles-ci de l'alcool sulfurique. Cette première boulette est recouverte d'une autre imbibée de solution de gutta seule, puis d'un morceau de papier absorbant ou d'amadou enchâssant les dents voisines (P. Dubois). On comprime par-dessus tout cela.

On ne se servira pas volontiers du perchlorure de fer qui a une action nocive sur les dents et produit un caillot peu résistant. Les liquides coagulants (eau de Pagliari, etc.) sont des liquides astringents et qui agissent comme tels. L'antipyrine au 1/30 ou plus concentrée est hémostatique, le chlorhydrate de cocaïne jouirait des mêmes propriétés.

Le cautère actuel, thermo ou galvano-cautère, peut être employé comme hémostatique, il doit être porté seulement au rouge sombre afin d'avoir une action plutôt coagulante que caustique.

Enfin on utilise aussi parfois la révulsion dans le but de provoquer l'arrêt des hémorragies. L'action de la clef placée dans le dos ou des affusions froides de la même région, dont les effets sont bien connus du public en cas d'épistaxis, n'est par autre chose qu'une action révulsive. La révulsion peut s'exercer avec les divers agents de ce procédé thérapeutique (chaleur, sinapismes, saignée, etc.).

CHAPITRE VI

MÉDICATION DE LA DOULEUR

Cette médication est une des plus importantes en thérapeutique dentaire où la lutte contre le phénomène douleur joue un si grand rôle.

I. Mode d'action. — Le système nerveux étant le conducteur obligatoire de toute sensation douloureuse, c'est donc à lui qu'il faudra s'adresser pour combattre la douleur. Pour cela on pourra agir « soit sur la périphérie (extrémités nerveuses), soit sur les conducteurs, soit sur le centre perceptif. Il y a donc une médication périphérique et une médication centrale, la première supprime l'excitabilité, la seconde annihile les propriétés des couches corticales cérébrales » (Hayem). En thérapeutique dentaire c'est presque uniquement à la médication périphérique que l'on a recours, la médication centrale n'étant guère utilisée que contre la névralgie faciale, dite essentielle.

On agira plus ou moins facilement contre la douleur suivant que l'organe qui provoque celle-ci est accessible ou non aux actions thérapeutiques directes, et, par-dessus tout, suivant la cause de la douleur.

II. Moyens d'action. — La première indication de la médication de la douleur est sans nul doute la suppression de la cause initiale, de même que dans toutes les autres médications ; mais deux choses peuvent se produire : 1° la douleur persiste après la suppression de la cause : la périostite, par exemple, peut subsister un certain temps après la suppression de sa cause (traumatisme, infection) ; 2° la suppression immédiate de la cause peut être impossible, soit que celle-ci ne soit pas connue, soit qu'elle ne soit pas immédiatement accessible aux actions thérapeutiques. La douleur de la pulpite par exemple cesse immédiatement après l'extirpation ou la destruction de la pulpe, mais cette extirpation ou cette destruction ne sont pas toujours immédiatement réalisables. On est donc amené ainsi à s'attaquer à la douleur prise en elle-même, que cette action soit précédée de la suppression de la cause, ou qu'elle soit accompagnée ou suivie d'une médication dirigée contre celle-ci.

APPLICATIONS EXTERNES. — En thérapeutique dentaire, avons-nous dit, c'est surtout par des applications externes que l'on combat la douleur. Ces applications n'agissent pas toutes de la même manière : certaines agissent d'une façon en quelque sorte mécanique, tels sont les isolants ; d'autres par leur action particulière sur les tissus, le tissu nerveux en particulier ; tels sont les anesthésiques, d'autres agissent indirectement contre la douleur en diminuant la congestion, qui en est la cause principale dans les inflammations, etc.

Isolants. — Les isolants sont certainement des agents des plus importants en art dentaire, puisque sous cette appellation commune nous pouvons comprendre toutes les matières obturatrices.

Celles-ci, nous l'avons vu, ont pour action d'empêcher l'arrivée, au contact des parties altérées de la dent, des germes infectieux ; mais, en même temps, dans les caries du 2ᵉ degré, elles agissent contre la douleur en protégeant contre les impressions extérieures, impressions de contact, thermiques, galvaniques, etc., des tissus dont la sensibilité est extrême.

Dans les caries du 2° degré, le seul remède à la douleur, peut-on dire, est l'occlusion de la dent. En effet, dès que celle-ci est obturée, la douleur cesse, si la substance obturatrice n'exerce pas d'action par elle-même et si elle est mauvaise conductrice de la chaleur. Néanmoins, la thérapeutique du 2° degré ne se borne pas à cela. Avant de pratiquer l'obturation, il faut faire l'ablation de tout le tissu altéré, et cette opération est souvent assez douloureuse pour nécessiter l'emploi de moyens spéciaux dont nous parlerons un peu plus loin.

Le meilleur isolant est la gutta-percha, qui n'exerce pas d'action irritante sur la dentine et est très mauvais conducteur de la chaleur. Les ciments d'oxyphosphate et d'oxychlorure de zinc sont également mauvais conducteurs de la chaleur, mais ils exercent une action irritante sur la dentine, surtout l'oxychlorure de zinc. Les substances métalliques, or, amalgame, n'exercent pas cette action irritante, mais elles sont bonnes conductrices de la chaleur (Voir *Matières obturatrices*). Une obturation provisoire de la dent avec de la gutta-percha est un bon moyen de diminuer la sensibilité de la dentine à l'excision.

L'ouate simple ou imbibée d'une teinture résineuse, benjoin ou gomme laque, peut servir d'isolant provisoire pendant le temps qui s'écoule entre la préparation d'une cavité du 2° degré et son obturation. Mais un pansement semblable ne doit pas rester en place plus de 48 heures au maximum.

Dans le cas où la pulpe est exposée, un tampon d'ouate placé dans la carie, en protégeant celle-ci contre les agents extérieurs, diminue la douleur, mais, dans ce cas, l'occlusion simple de la dent est insuffisante, car on est en présence d'un tissu enflammé qui provoque des réactions douloureuses, même en dehors du contact direct du chaud, du froid ou des aliments.

Parmi les moyens mécaniques dirigés contre la douleur, il nous faut encore indiquer : en cas de périostite par infection pulpaire, la désobturation ou la trépanation de la dent qui, en donnant issue aux produits de décomposition, amène très rapidement la disparition des phénomènes douloureux; l'isolement de la dent à l'aide de la digue de caoutchouc, qui diminue la douleur produite par l'excision de la dentine dans les caries du 2e degré.

On connaît l'action des corps gras comme protecteurs de la peau contre la douleur produite par les brûlures.

Agents médicamenteux. — Parmi les agents employés comme topiques, nous avons parlé déjà, à la médication antiphlogistique, de l'action qu'exerçaient contre la douleur dans l'inflammation les émollients et les vaso-constricteurs; leur action est indirecte.

Mais il existe des agents qui agissent directement contre l'élément douleur par leur action propre sur les filets nerveux, tels sont les préparations opiacées, la belladone, la ciguë, les anesthésiques locaux. En thérapeutique dentaire, il nous faut, en outre, ranger dans la même catégorie un certain nombre d'agents ayant une action toute différente quand ils sont employés en médecine générale, mais qui ont une action toute spéciale sur les tissus dentaires.

Les préparations opiacées agissent très peu sur la peau saine; on emploie cependant le laudanum en badigeonnages contre les douleurs de l'arthrite rhumatismale; un moyen fréquemment employé par le public contre les douleurs d'origine dentaire consiste à introduire dans le conduit auditif externe une boulette de coton imbibée de laudanum. Ce moyen est de peu d'efficacité, de même que l'application de laudanum contre les douleurs consécutives à l'extraction des dents.

Appliqués sur la peau dénudée ou en injection hypodermique, les opiacés agissent, au contraire, très rapidement contre la douleur ; ils agissent surtout par action générale.

Le chlorhydrate de morphine, associé à l'acide phénique ou à l'essence de girofle à consistance de pâte, et appliqué *loco dolenti*, est un très bon calmant dans la pulpite ; la cocaïne seule lui est supérieure ; on se trouvera bien de l'association de ces deux alcaloïdes ; voici la formule que nous employons :

Chlorhydrate de morphine...... } āā 0 gr. 002
—   de cocaïne........ }
Essence de girofle... q. s. pour faire une pâte épaisse.

Appliquer sur la pulpe, et recouvrir de gutta-percha en foulant très légèrement, et en interposant un petit morceau de papier d'amiante entre la pâte et la gutta.

On avait conseillé autrefois l'association de la morphine à l'acide arsénieux pour obtenir la dévitalisation indolore de la pulpe, mais on n'obtient ainsi aucune atténuation de la douleur.

La belladone et l'atropine paralysent les nerfs périphériques, mais n'ont pas d'usage en thérapeutique dentaire. M. Dubois avait pensé employer l'atropine pour obtenir la dévitalisation indolore de la pulpe, en utilisant les propriétés vaso-constrictives de cet agent, mais il a remplacé cette substance par l'ésérine, alcaloïde de la fève de Calabar, moins toxique et plus active.

La ciguë est employée contre les douleurs du cancer sous forme d'emplâtre à l'extérieur ; on emploie aussi son alcaloïde, la cicutine, à l'intérieur.

Les anesthésiques locaux sont des agents très employés contre la douleur, et la cocaïne est certainement celui d'entre eux que l'on doit placer au premier rang. Sur les muqueuses, dans la bouche en particulier, la cocaïne est employée en applications topiques, soit d'une solution aqueuse, soit de collutoires, mais on en surveillera l'emploi, pour peu que le titre de la solution soit un peu élevé ; un pharmacien a succombé à une intoxication cocaïnique à la suite de pulvérisations trop prolongées d'une solution de cocaïne dans la gorge. En thérapeutique dentaire, sans parler de son rôle comme anesthésique local pour l'extraction des dents, dont il sera parlé à l'anesthésie, c'est surtout dans le traitement des caries du 3e degré qu'on l'utilise, et on en retire des effets excellents, soit qu'on l'emploie seule ou associée à la morphine, comme nous l'avons dit plus haut, pour calmer les douleurs de la pulpite, soit qu'on l'associe à l'acide arsénieux pour obtenir la destruction indolore de la pulpe. Nous employons la formule suivante :

Acide arsénieux..................
Chlorhydrate de cocaïne........ } āā 0 gr. 001
Essence de girofle... q. s. pour faire une pâte épaisse

A appliquer sur la pulpe dénudée, recouvrir d'un petit morceau de papier d'amiante, puis de gutta-percha.

M. Dubois, qui ajoute à la cocaïne l'ésérine, emploie la formule suivante :

Acide arsénique.   o gr. 5
Ésérine.........   o gr. 2
Cocaïne.........   o gr. 2
Chloroforme.....   q. s. pour faire une pâte semi-solide.

En tout état de cause, une ouverture large de la chambre pulpaire diminue la douleur de l'application de l'acide arsénieux en permettant la facile expansion de l'organe congestionné.

Pour obtenir l'insensibilité de la dentine, c'est presque uniquement à des agents caustiques qu'il faut recourir. L'action de ces caustiques doit être très superficielle, sous peine de dépasser le but et de détruire la pulpe. C'est pourquoi l'acide arsénieux devra être absolument proscrit dans les caries du 2e degré, même peu profondes, la mortification de la pulpe étant à peu près fatalement consécutive à son emploi.

L'acide phénique employé en solution alcoolique à parties égales, ou mieux sous forme de cristaux fondus dans la cavité à l'aide de l'air chaud, est un bon moyen d'insensibilisation de la dentine. La créosote diminue la sensibilité, mais ramollit la dentine ; on ne l'emploiera donc pas dans ce cas.

Le chlorure de zinc amène aussi une certaine insensibilisation de la dentine, mais son action est loin d'être indolore, et peut retentir d'une façon fâcheuse sur la pulpe.

Les deux meilleurs anesthésiques de la dentine sont le nitrate d'argent et l'acide sulfurique cocaïné.

Le nitrate d'argent est employé soit sous forme de petits cristaux portés dans la cavité, soit incorporé à la gutta-percha pour pansement à demeure. On ne devra pas l'employer pour les dents antérieures, à cause de la coloration noirâtre qu'il imprime à la dent, sauf, cependant, dans les petites caries du collet, ces sortes d'exulcérations, pourrait-on dire, que l'on observe assez fréquemment au collet des dents antérieures, et qui sont remarquables par leur sensibilité extrême; le nitrate d'argent constitue là l'agent de choix. La partie altérée se colore en noir, il est vrai, mais la sensibilité disparaît et, si l'ivoire est un peu ramolli, il se durcit; le nitrate d'argent cicatrise en quelque sorte, et on peut ainsi arrêter souvent des caries dont le traitement est assez désagréable, étant donnée la nécessité de sacrifier parfois des portions relativement assez considérables de la face antérieure des dents.

L'acide sulfurique cocaïné (Herbst) est du chlorhydrate de cocaïne à saturation dans l'acide sulfurique, auquel on ajoute de l'éther sulfurique qu'on laisse ensuite évaporer. C'est le meilleur anesthésique de l'ivoire à action immédiate (P. Dubois). On ne devra pas l'employer dans les caries du 2e degré, où la pulpe n'est protégée que par une faible portion de dentine.

Agents physiques. — Le froid est un anesthésique local, et à ce titre il peut donc être employé contre la douleur. Cependant, dans les affections buccodentaires, il sera rarement employé dans ce but, étant souvent par lui-même un agent provocateur de la douleur dans celles-ci.

Le chlorure d'éthyle projeté sur la région douloureuse pourra amener une sédation de la douleur dans la névralgie faciale; il en est de même du chlorure de méthyle, mais pour ce dernier l'action révulsive l'emporte certainement sur l'action anesthésique (1).

Les crayons de menthol, dits crayons-migraine, agissent par le froid que produit l'évaporation du menthol déposé sur la peau.

1) Voir *Anesthésie locale.*

La chaleur joue un rôle important en thérapeutique dentaire dans la lutte contre le phénomène douleur, notamment dans le traitement des caries du
2e degré. En effet, la projection d'air chaud sur la
dentine amène sa dessiccation et diminue sa sensibilité. L'application du fer rouge sur la dentine est
douloureuse, mais elle amène également son insensibilisation. On pourra recourir à ce moyen quand
le nitrate d'argent aura échoué, dans les petites caries du collet, dont nous avons déjà signalé la difficulté du traitement.

La chaleur, employée alors comme révulsif,
pourra être utilisée contre la douleur dans diverses
affections, soit sous forme de bains, soit sous forme
de compresses trempées dans l'eau très chaude (55°)
et appliquées sur la région douloureuse (Reclus) (1).

L'électricité est un puissant moyen d'action contre
la douleur. On y recourra dans la névralgie faciale,
dans laquelle elle a donné de nombreux succès. Pour
la galvanisation, on applique le pôle négatif sur un
point indifférent et le pôle positif sur le point douloureux. Cependant, parfois, c'est la disposition contraire que l'on devra employer; quelquefois, on devra alterner. Pour la recherche du point douloureux,
on applique le pôle positif sur un point indifférent et
avec le négatif on explore la région (Hayem). On
emploiera à la face, au début, un courant de 3 milliampères que l'on élèvera progressivement à 4 ou
5 milliampères ; les séances seront de dix minutes
au plus.

Pour la faradisation, on fera également des séances courtes au début.

On emploie également l'action révulsive de l'élec-

(1) P. Reclus, *L'eau chaude en chirurgie*, *Sem. méd.*, 1895,
p. 482.

tricité (pinceau électrique) contre les douleurs particulièrement intenses (angine de poitrine).

Tous les moyens révulsifs sont employés (1) contre la douleur; ils seront particulièrement utiles contre celle de la périostite.

MÉDICATION INTERNE. — La médication interne utilise des agents très nombreux qui agissent presque tous sur les centres nerveux et non plus sur les extrémités périphériques comme les applications externes.

Les anesthésiques généraux, en cas de douleurs atroces, pourront être employés.

Le chloral, l'opium sont des hypnotiques, mais qui sont également très employés contre la douleur, puisqu'ils paralysent les centres nerveux.

L'atropine paralyse les nerfs périphériques.

C'est presque uniquement contre la névralgie faciale que la médication interne est employée par le dentiste; mais dans cette affection, la multitude des agents employés montre assez la difficulté d'obtenir un résultat satisfaisant.

La quinine devra toujours être prescrite, au moins au début, car on doit toujours s'assurer que l'on ne se trouve pas en présence d'une forme larvée de paludisme.

L'aconitine produit une modification spéciale de l'innervation sensitive dont les effets sont surtout sensibles au niveau de la sphère du trijumeau.

Gamgee et Thomson recommandent le gelsemium sempervirens dans les douleurs de la face liées aux altérations des dents.

L'acétanilide réussit bien dans les névralgies du trijumeau.

L'antipyrine, l'exalgine, la phénacétine sont des

____

(1) Voir *Médication antiphlogistique,* p 32.

antinervins à employer; la phénacétine devra être maniée avec précaution, des accidents mortels ayant suivi son emploi à dose peu élevée.

Citons encore les préparations de zinc, valérianate et cyanure de zinc, le phosphore, le sulfate de cuivre ammoniacal, etc.

III. Indications. — En résumé, pour agir contre la douleur, il y a deux indications à remplir : 1° s'efforcer de découvrir la cause et de la faire disparaître ; 2° satisfaire à l'indication de calmer le plus rapidement possible une douleur vive, en attendant que le traitement pathogénique ait agi, tout en utilisant pour cela, s'il y a lieu, la connaissance de la cause pathogénique (quinine dans la fièvre larvée, salicylate de soude dans le rhumatisme, etc.).

On tiendra compte, en outre, de l'intensité de la douleur, de son siège, de sa marche (continue, paroxystique, périodique), de son ancienneté.

CHAPITRE VII

MÉDICATION HYPNOTIQUE

Le dentiste a très rarement besoin de recourir à cette médication, étant donnée la possibilité de supprimer rapidement, en général, la cause des insomnies d'origine dentaire ; néanmoins, si dans quelques cas exceptionnels on devait y avoir recours, c'est à l'opium, à la morphine et au chloral que l'on s'adresserait. L'opium sera prescrit sous forme d'extrait, 1 à 5 centigrammes, en pilules ou dans une potion ; la morphine, 1 à 5 centigrammes, en injections hypodermiques ou en potion ; le chloral, 1 à 4 grammes dans une potion.

CHAPITRE VIII

MÉDICATION ANTISPASMODIQUE

Cette médication se propose de combattre l'hyper-excitabilité nerveuse; les agents que l'on utilise dans ce but, de même que ceux de la médication hypnotique, sont d'un usage extrêmement restreint pour le dentiste. Ce sont le bromure de potassium, la valériane, le camphre, le musc, etc.

CHAPITRE IX

MÉDICATION EXCITATRICE DE LA SENSIBILITÉ ET MÉDICATION HYPERCINÉTIQUE

Nous ne citons ici que pour mémoire, ces deux médications : La première a pour but de combattre l'affaiblissement ou l'abolition des fonctions des centres ou des filets nerveux sensitifs; la seconde, celles des centres ou des filets nerveux moteurs et trophiques.

L'électricité est le principal agent de ces deux médications; mais pour la médication hypercinétique, d'autres agents importants sont utilisés, la strychnine, le phosphore, le massage, l'hydrothérapie, etc.

De ces agents, l'électricité et le massage seront employés dans certains cas en thérapeutique dentaire.

Les courants faradiques ou interrompus ont surtout une action excitatrice de la motricité, ils sont indiqués dans les paralysies, alors qu'il n'y a pas atrophie.

Les courants galvaniques ou continus ont surtout une action trophique et chimique. Ils sont employés dans les paralysies avec atrophie; pour la cataphorèse (transport des médicaments à travers les tissus par le courant électrique); pour le traitement des kystes radiculaires (Foulon).

Le massage excite la circulation veineuse et lymphatique, et par suite la nutrition de la région sur laquelle on le pratique. Il est indiqué dans tous les cas où il y a atrophie musculaire et lorsqu'il y a ralentissement local de la nutrition.

CHAPITRE X

MÉDICATION CAUSTIQUE

Les caustiques sont d'un usage très fréquent en thérapeutique dentaire. Il s'agit ici de l'emploi des caustiques, dans le but de détruire un organe devenu nuisible (pulpe) ou une production pathologique et non plus dans le but d'exercer une action révulsive, ainsi que cela a été étudié plus haut.

C'est surtout pour la destruction de la pulpe que les caustiques sont employés.

L'action caustique peut s'exercer de deux façons, soit à l'aide du cautère actuel, soit à l'aide du cautère potentiel.

Le *cautère actuel* est constitué essentiellement par une tige de métal portée au rouge.

Le *cautère potentiel* ou *chimique* est constitué par les agents chimiques qui agissent sur les tissus en les détruisant, soit en s'emparant de l'eau qu'ils contiennent et en saponifiant les graisses comme la potasse, soit de toute autre façon.

Le type du cautère actuel est une tige de fer ou d'acier, pourvue d'un manche de bois et dont on porte l'extrémité au rouge sur un foyer quelconque.

Ce cautère n'est plus employé que pour des cautérisations très étendues, on possède aujourd'hui, pour pratiquer les cautérisations sur des surfaces restreintes, des cautères d'emploi plus commode, le thermo-cautère Paquelin et le galvano-cautère.

Le thermo-cautère, dû à Paquelin, est basé sur ce fait, qu'une tige de platine portée au rouge reste incandescente lorsqu'on fait arriver à son contact des vapeurs d'essence minérale.

Le galvano-cautère consiste essentiellement en une anse de platine dans laquelle on fait passer un courant électrique suffisamment intense pour la rendre incandescente. On donne à cette anse de platine une forme appropriée à l'action à produire

Dans la pratique dentaire, c'est au galvano-cautère que l'on doit donner la préférence, à cause de la finesse des extrémités, des formes variées qu'elles peuvent prendre et de la possibilité de rougir l'instrument seulement au moment où il est appliqué sur le lieu d'action, ce qui met à l'abri des mouvements intempestifs du malade, effrayé par la tige incandescente, lorsqu'on emploie le thermo-cautère.

C'est à celui-ci cependant qu'on aura recours, si l'on n'a pas l'électricité à sa disposition (il faut pour le galvano-cautère un courant assez puissant); on pourra même, faute de mieux, employer le cautère actuel simple, mais il est d'emploi difficile, par suite de son refroidissement rapide et de la nécessité où l'on est de le réchauffer constamment.

En dehors des applications révulsives, le cautère actuel est employé pour la destruction des portions exubérantes des gencives qui viennent remplir les caries intéressant le collet des dents; on pourra s'en servir pour enlever un épulis.

M. Godon (1) a proposé d'utiliser le galvano-cautère pour détruire les filets radiculaires de la pulpe, mais il est assez difficile de maintenir incandescent le petit fil de platine qui termine la pointe de l'instrument. On emploie dans le même but un fil de cuivre fin monté sur une boule de même métal, que l'on chauffe, et qui est supportée elle-même par un manche métallique; cet instrument est peu pratique. M. Amoedo (2) a eu l'idée d'employer pour cela le thermo-cautère à l'extrémité duquel il place un fil d'argent suffisamment fin pour pénétrer dans les canaux.

M. Jarre détruit à l'aide du thermo-cautère les portions du bord alvéolaire dépourvues de dents qui seraient pour lui le point de départ constant des névralgies faciales, ainsi que cela avait été signalé par Gross, de Philadelphie.

C'est presque uniquement pour la destruction de la pulpe que l'on emploie les caustiques chimiques en thérapeutique dentaire. Des nombreux caustiques qui ont été employés pour la destruction de la pulpe dans sa totalité, les composés oxygénés de l'arsenic sont maintenant les seuls employés.

Les acides minéraux, sulfurique, nitrique, chlorhydrique, sont de puissants agents d'oxydation qui détruisent très rapidement les tissus avec lesquels ils sont mis en contact, mais leur action est douloureuse et ils attaquent énergiquement les tissus durs de la dent. On emploie cependant l'acide sulfurique, sous forme d'acide sulfurique cocaïné, pour la destruction des filets radiculaires de la pulpe.

(1) Godon, *Odontologie.*
(2) Amoedo, *Odontologie*

Les bases alcalines, la potasse, la soude, la chaux, agissent en s'emparant de l'eau des tissus et en saponifiant les graisses, mais ils fusent beaucoup, exerçant une action au moins 5 fois plus étendue que la surface d'application. On emploie dans le même but que l'acide sulfurique cocaïné, un mélange à parties égales de potasse et d'acide phénique cristallisé.

Le chlorure de zinc est un caustique très énergique, ne fusant pas, mais très douloureux et qui, à cause de son affinité pour l'eau, devient immédiatement déliquescent. On l'a conseillé également pour détruire les débris radiculaires de la pulpe.

L'acide chromique est un agent d'oxydation qui produit une eschare limitée; il a été conseillé par Magitot, dans le traitement de la périodontite.

Les acides organiques, acide phénique, acide lactique, sont insuffisants comme action sur la pulpe, pour en amener la destruction, il faudrait répéter leur application un grand nombre de fois. Il en est de même de la créosote qui a de plus le grave inconvénient de ramollir les tissus durs de la dent. On pourra employer ces agents caustiques pour détruire la pulpe des dents temporaires, bien que l'on puisse parfaitement se servir pour celles-ci, et avec avantage, de l'acide arsénieux employé avec les précautions d'usage.

Le nitrate d'argent est un caustique assez fréquemment employé dans la bouche, mais surtout comme agent de substitution; il a une grande affinité pour les substances albuminoïdes.

Pour la cautérisation pulpaire, l'acide arsénieux est le caustique de choix, c'est lui qui se rapproche le plus du caustique idéal : il est en effet d'application facile, il ne fuse pas, n'exerce pas d'action sur les tissus durs de la dent; enfin, son action est suf-

fisamment énergique et, avec les correctifs que nous
avons indiqués, indolore ou à peu près indolore.

Suivant l'explication qui a été donnée par Gubler (1),
au sujet du mode d'action de l'acide arsénieux,
celui-ci « appliqué sur les tissus vivants, produit des
effets locaux dont le dernier terme est l'escharifica-
tion suivie d'inflammation éliminatrice ». Cette action ne s'exerce que sur les tissus vivants dont il
arrête les actes vitaux, « ses effets escharotiques
étant d'autant plus prononcés que la vitalité est
moindre dans les parties exposées à sa puissance.
Il produit en effet des désordres plus profonds et plus
rapides dans les tissus exsangues que dans ceux où
une circulation active entraîne incessamment le
poison, dans les épigenèses condamnées à périr pré-
maturément, que dans les parties normales, ayant
droit de domicile et naturellement vivaces. C'est
ainsi que l'arsenic poursuit au loin les subdivisions
d'une masse cancéreuse en respectant les cloisons
de l'organe primitif dans les interstices duquel cette
production morbide s'est développée, tandis que le
caustique sulfurique, par exemple, détruit circonfé-
rentiellement tout ce qui se présente sur son pas-
sage comme ferait le fer rouge.... (2). En définitive,
l'eschare produite par l'arsenic est une sorte de
momification plus voisine de l'état asphyxique de la
substance cérébrale, au début du ramollissement
par oblitération partielle, qu'elle ne l'est de la masse
informe et anhiste laissée par la potasse ou par un
caustique chimique d'une égale violence (3). »

(1) Gubler, *Commentaires thérapeutiques du Codex*, 4ᵉ édit., 1891.
(2) C'est cette particularité qui avait fait donner à l'acide
arsénieux, employé dans la pommade du frère Come pour
détruire les productions cancéreuses, le nom de *caustique in-
telligent*. Cette action élective sur les productions néoplasiques
n'est malheureusement que relative.
(3) Gubler, *loc. cit.*

« Sur les pulpes en partie mortifiées, sur celles que les progrès de la carie ont mises largement à découvert, sur les sujets âgés où elle est en voie de dégénérescence, l'arsenic ne donne lieu qu'à des douleurs nulles ou faibles. La maladie a commencé l'œuvre de dévitalisation et il reste peu à faire au caustique ; la pulpe n'est pas assez vivante pour donner lieu à une réaction inflammatoire énergique.

« Au contraire, sur les sujets jeunes, quand l'organe est à sa première poussée aiguë, quand la dentine environnante est à peu près saine, quand l'exposition est limitée à une corne, la pulpite est violente, l'action du caustique aussi. Il augmente la congestion, la tuméfaction ; la pulpe, à l'étroit dans sa prison, vient faire hernie à l'endroit dénudé, et, dans ces conditions, on a des douleurs pendant six ou douze heures.

« Quoi qu'il en soit, la mortification complète de la pulpe résulte toujours du contact de l'arsenic et elle est d'autant plus rapide qu'il y a eu inflammation ; si celle-ci a manqué, la mortification peut tarder, mais elle n'en est pas moins la conséquence ultime. Elle se produit même quand l'arsenic n'a pas été mis directement sur la pulpe et, s'il a été placé dans une carie non pénétrante, la mortification des fibrilles entraîne par la suite celle de l'organe central (1). »

La périostite observée parfois consécutivement à l'application de l'acide arsénieux résulte de la propagation de l'inflammation causée par l'application du caustique.

M. Dubois préfère à l'acide arsénieux l'acide arsénique, plus soluble et moins irritant.

____

(1) P. Dubois, *loc. cit.*

L'acide arsénieux sera employé porphyrisé : il peut être appliqué soit en nature, la poudre étant portée dans la cavité à l'aide d'une petite boulette d'ouate, soit mélangé sous forme de pâte épaisse avec de l'essence de girofle ou une solution alcoolique d'acide phénique. C'est sous cette dernière forme qu'il devra être employé, d'autant mieux que l'action de cet agent étant généralement douloureuse on devra l'associer (Voir *Médication de la douleur*, p. 52) à la cocaïne qui rend son action indolore dans la grande majorité des cas.

On devra veiller avec le plus grand soin à ce que l'acide arsénieux ne se trouve pas en contact avec la gencive qu'il mortifierait, pouvant même, si son contact était prolongé, entraîner la mortification d'une portion de la paroi alvéolaire. Aussi un pansement d'acide arsénieux devra-t-il toujours être recouvert de gutta-percha.

Le pansement devra rester en place vingt-quatre heures et cependant, s'il est bien fait, recouvert de gutta, si l'inflammation n'est pas très vive, on pourra le laisser deux ou trois jours sans inconvénient.

SECTION III. — LES MÉDICAMENTS

CHAPITRE PREMIER

CLASSIFICATION DES MÉDICAMENTS

Toutes les classifications de médicaments sont plus ou moins arbitraires, que l'on prenne pour base le but d'administration (Trousseau et Pidoux), les effets physiologiques (G. Sée), la chimie (Nothnagel et Rossbach). En effet, une même substance peut produire des effets différents et même con-traires, suivant les doses auxquelles elle est administrée; elle peut produire des effets multiples et pouvoir être rangée à la fois comme la digitale parmi les cardiaques, les diurétiques, les antipyrétiques, les hémostatiques même. D'autre part, la chimie et la botanique forcent à rapprocher des substances à action absolument différente.

Quoi qu'il en soit, la nécessité de l'étude oblige à faire une classification ; nous adoptons ici, avec les modifications que comporte la nature spéciale de notre sujet, celle de Berlioz, basée sur la physiologie et la clinique.

CHAPITRE II

ANTIPARASITAIRES

ARTICLE 1er. — ANTHELMINTHIQUES.

S'adressent surtout aux vers intestinaux ; sans action contre les autres helminthes (douve, filaire, trichine, etc.); endorment plutôt qu'ils ne tuent les vers dont l'expulsion, ainsi facilitée, est rendue définitive par l'administration d'un purgatif.

Kousso. — Sommités fleuries du koussotier, de la famille des Rosacées. — Très employé contre les tænias; agit soit chimiquement par la koussine, substance amorphe qu'on en a retirée, soit mécaniquement par les poils dont ses fleurs sont couvertes. — A la dose de 15 à 20 grammes pour 200 grammes d'infusion qu'on prend le matin à jeun.

Fougère mâle. — On emploie les rhizomes, principalement contre le botriochépale et l'ankylostome, soit en infusion avec 2 à 12 grammes de poudre de rhizomes, soit plutôt à la dose de 1 à 4 grammes d'extrait éthéré.

Semen-contra. — On désigne sous ce nom non pas les graines, mais les fleurs non épanouies de plusieurs espèces du genre antémisia, de la famille des Composées, qui doivent leurs propriétés à une essence, et surtout à un alcaloïde, la *santonine*. Cet alcaloïde ($C^{15}H^{18}O^3$) cristallise en prismes hexagonaux, incolores, inodores, volatils, peu solubles dans l'eau, assez solubles dans l'alcool, insolubles dans l'éther, jaunissant rapidement à la lumière ; il a une action physiologique remarquable sur le sens de la vue sur lequel, même à dose thérapeutique, il détermine de la dyschromatopsie ; mais c'est exclusivement pour son action vermifuge, action qui se manifeste surtout contre les ascarides lombricoïdes, qu'on l'emploie, soit à la dose de 1 à 10 grammes de semen-contra dans du miel ou de la confiture, soit plutôt à la dose de 0^{gr},1 à 0^{gr},5 de santonine chez les enfants de moins de dix ans, dose qu'on doit élever jusqu'à 0^{gr},30 au-dessus de cet âge. S'administre encore en pastilles, contenant chacune 0^{gr},1 de santonine.

Calomel. — Tous les mercuriaux sont anthelmintiques ; le calomel, qui a l'avantage d'être inoffensif, s'administre de préférence à la dose purgative : 0^{gr},10 à 0^{gr},60.

ARTICLE II. — ABSORBANTS DÉSODORANTS.

Charbon. — Pouvoir absorbant considérable pour les gaz, et aussi pour les liquides ; s'oppose à la putréfaction, en masquant ou détruisant les mauvaises odeurs ; facilite, en outre, les évacuations alvines. On emploie la poudre de charbon de bois léger ; on peut en administrer jusqu'à 100 grammes par jour, dans du pain azyme.

Le charbon entre dans la composition d'un certain nombre de poudres dentifrices, mais il a l'inconvénient de produire une pigmentation noirâtre du bord libre des gencives après un usage même peu prolongé.

Charbon pulvérisé.............. 20 grammes.
Quinquina gris pulvérisé....... 10 —
Essence de menthe............ V gouttes.
Codex.

M. Gillard a proposé l'obturation de la chambre pulpaire des dents infectées avec la poudre de charbon de façon à absorber les gaz produits.

ARTICLE III. — ANTISEPTIQUES.

§ 1er. — *Antiseptiques organiques.*

Phénol (Acide phénique, acide carbolique) (C^6H^6O). — Se présente sous forme d'aiguilles incolores, d'une odeur désagréable, d'une saveur caustique, fusibles à 37°, solubles en toute proportion dans l'alcool, l'éther et la glycérine, et dans 20 fois son poids d'eau. La lumière le colore en brun ; aussi doit-il être conservé dans des flacons colorés. — On l'extrait dans l'industrie du goudron de houille, en recueillant les produits de distillation qui passent entre 160° et 200°, et les traitant par une dissolution de potasse, qui dissout le phénol ; cette solution séparée des carbures insolubles qui surnagent, est traitée par l'acide chlorhydrique qui met le phénol en liberté. — Localement, le phénol est caustique : sur les muqueuses, il produit une fausse membrane blanche ; sur la peau il provoque de

l'érythème. La solution forte à 5 p. 100 produit au
moins des fourmillements. Le phénol a le désavan-
tage d'altérer les instruments et d'émousser le
tranchant des bistouris. Ses propriétés antiseptiques
sont bien connues, mais sont relativement faibles,
si l'on considère les tableaux des antiseptiques
(p. 24). A doses un peu fortes, le phénol peut produire des phénomènes d'intoxication; mais il est
rare de les observer, à la suite de pansements,
sauf chez les enfants. Le phénol, en s'éliminant
sous forme de phénylsulfates alcalins, communique
aux urines une teinte brune, qui doit mettre en
garde contre l'intoxication. Le phénol s'éliminant
sous forme de phénylsulfates alcalins, on devra
donner les sulfates alcalins, comme antidotes dans
les cas d'empoisonnement; on a également recommandé le sucrate de chaux.

Le phénol ne s'emploie que pour l'usage externe
il constituait la base du pansement de Lister, et
ses propriétés antiseptiques sont utilisées pour la
désinfection des instruments, des mains, en lavages, pulvérisations, etc.

On emploie la solution suivante :

Phénol........................	5o grammes.
Alcool ou glycérine...........	5o —
Eau..........................	1000 —

qui est connue sous le nom de solution forte
(au 1/20), par opposition à la solution faible
(au 1/40), qui n'est que la précédente dédoublée.

On a proposé, pour les mêmes usages que le phénol, un grand nombre de produits qui ont une
constitution chimique très voisine. Tels sont : le
phénate de soude (phénol Bobœuf), le *phénol camphré*,
l'*aseptol*, le *sozoïodol*, le *crésol* ou *crésylol*, le *crésalol*.
le *crésyl*, et d'une manière générale, la plupart des

produits de distillation du goudron de houille.

Dans la bouche pour des lavages, on emploie l'acide phénique en solution à 1 p. 100 ; la solution à 5 p. 100 est réservée pour l'antisepsie des instruments. Pour le pansement des canaux radiculaires on emploie la solution alcoolique.

La thérapeutique dentaire utilise aussi les propriétés caustiques de l'acide phénique soit sur la pulpe, soit sur la dentine. Sur la pulpe il faudrait un grand nombre de pansements pour amener la désorganisation complète de cet organe, mais il peut calmer des poussées de pulpite. Sur la dentine on l'emploie comme anesthésique soit en solution alcoolique, mais alors il agit peu, soit sous forme de cristaux fondus dans la cavité à l'aide de l'air chaud, ce qui donne un résultat·beaucoup plus efficace.

Solution alcoolique.

Acide phénique cristallisé....: }
Alcool à 90°...................... } p. e.

Gargarisme phéniqué.

Acide phénique............... 1 gramme.
Glycérine.................... 12 grammes.
Eau 250   —
Essence de menthe........... X gouttes.

Vaseline phéniquée.

Acide phénique............... 2 grammes.
Vaseline..................... 18   —

Pansement pour l'insensibilisation de la dentine.

Acide phénique............... }
Potasse à l'alcool .... } p. e.

Mêlez ensemble en triturant dans un mortier, ajoutez quelques gouttes de glycérine pour obtenir une pâte semi-soluble.

Ce pansement ne doit pas être laissé à demeure.

Créosote. — C'est un mélange de divers phénols, notamment de *phénol* ordinaire, de *crésol*, de *gaïacol* et de *créosol*. Liquide oléagineux, jaune, caustique, à odeur de goudron ou de suie très prononcée. Elle est peu soluble dans l'eau, plus soluble dans l'alcool. On l'extrait du goudron de bois de hêtre. — Elle est environ une fois plus antiseptique que le phénol. Malgré sa causticité, elle peut être injectée sous la peau, en solution dans l'huile à 1 p. 15.

La créosote tend à devenir un médicament spécifique dans la tuberculose, contre laquelle son action est nettement établie.

On donne la créosote à la dose de 2 à 3 grammes par jour, soit par la voie stomacale (huile de foie de morue créosotée à 2,50 ou 5 p. 100, élixirs, pilules, vin créosoté, etc.), soit en lavements (1^{gr},50 de créosote dissoute dans l'huile avec un jaune d'œuf), soit en injections hypodermiques.

Le *gaïacol* auquel la créosote semble devoir une grande partie de son action est quelquefois employé seul, à la dose de 0^{gr},20 à 1 gramme en solution alcoolique, en capsules de 0^{gr},05, en injections hypodermiques (1).

La créosote est employée soit seule, soit mieux avec l'iodoforme pour la désinfection des canaux radiculaires. On utilise ses propriétés caustiques sur la pulpe, mais elle agit très faiblement et a en outre le grave inconvénient de ramollir la dentine.

Mélange pour rendre insensible l'extirpation des filets radiculaires (Godon).

Créosote........................... 1 gramme.
Chlorhydrate de morphine........ o gr. 5o

On peut associer aussi ce mélange à l'acide ar-

(1) Voir *Anesthésie locale.*

sénieux pour rendre son application indolore.

Acide benzoïque (Fleurs de benjoin) ($C^7H^6O^2$). —
Il a deux sources : 1° Il s'extrait du benjoin par
sublimation, ou en faisant bouillir le benjoin avec
un lait de chaux, et décomposant le benzoate de
calcium ainsi formé par de l'acide chlorhydrique.
— 2° On l'obtient également en décomposant l'a-
cide hippurique de l'urine des herbivores par l'acide
chlorhydrique. Il se présente sous forme d'aiguilles
ou de lamelles, blanches et nacrées, solubles dans
l'eau bouillante, l'alcool et l'éther; ses vapeurs
provoquent la toux. — Il est plus antiseptique que
le phénol, mais irrite les muqueuses et provoque
des nausées. Dans l'organisme il se transforme en
acide hippurique, par sa combinaison avec le glycocolle. — On le donne à la dose de $0^{gr},50$ à
2 grammes par jour comme expectorant dans les
bronchites chroniques, et pour faciliter l'élimination des déchets de la nutrition dans la fièvre typhoïde, la goutte et la gravelle urique.

Saccharine. — Substance dérivée du goudron de
houille, elle se présente sous forme d'une poudre
blanche, inodore, de saveur sucrée si intense qu'elle
équivaut à 230 fois son poids de sucre de canne,
et qu'elle est encore sensible dans une solution à
1 p. 10000. Elle est peu soluble dans l'eau, plus soluble dans l'alcool, l'éther, la glycérine ; elle est sans
action sur la liqueur de Fehling. — Elle s'élimine en
nature par les urines et n'a aucune action sur les
organes, et en particulier sur le foie. D'où son emploi pour sucrer les mets et les tisanes des diabé-
tiques, une dose de $0^{gr},03$ équivalant à un morceau
de sucre ordinaire. — La saccharine est antiseptique,
c'est pourquoi elle doit remplacer le sucre dans toutes
les préparations dentifrices où celui-ci figurait.

Salol ($C^{13}H^{10}O^3$). — C'est une combinaison du phénol et de l'acide salicylique, un salicylate de phényle. Le salol se présente sous forme d'une poudre blanche, cristalline, d'odeur agréable, insoluble dans l'eau, soluble dans l'alcool et l'éther. — Il doit ses propriétés antiseptiques à sa décomposition en phénol et acide salicylique, produits qui, passant par l'urine, la rendent aseptique; d'où l'emploi du salol comme antiseptique urinaire. Il a les mêmes effets que l'acide salicylique dans le rhumatisme, et comme antipyrétique, à la dose de 2 à 8 grammes en cachets. Pour l'usage externe, certains chirurgiens en saupoudrent les plaies, de préférence à l'iodoforme, dont il n'a pas l'odeur désagréable.

L'*acide salicylique* (V. p. 108) a les mêmes propriétés antiseptiques que le salol, mais s'emploie surtout à l'intérieur, comme désinfectant des voies digestives. Associé à l'acide phénique il constitue le *phénosalyl*, antiseptique énergique.

Tablettes de salol.

Gomme adragante..............	1 gramme.
— arabique..............	3 grammes.
Eau	10 —
Salol..........................	25 —
Sucre..........................	60 —
Essence de citron..............	V gouttes.

Diviser en 100 tablettes.
De 6 à 8 par jour.

Pâte au salol (Dubois).

Salol...........................	
Oxyde de zinc..................	p. e.
Glycérine......................	

En pansements dans les canaux.

Gargarismes contre la fétidité de l'haleine (Lennox Browne).

Acide salicylique..............	4 grammes.
Saccharine....................	
Bicarbonate de soude........	ãã 1 gramme.

Alcool...................... 200 grammes.
Essence de menthe.......... X gouttes.

F. S. A. une solution dont on verse une demi-cuillerée à café dans un verre d'eau tiède préalablement bouillie pour se gargariser plusieurs fois par jour.

Thymol ($C^{10}H^{14}O$) ou **Acide thymique**. — S'obtient par l'action d'une solution de potasse sur l'essence de thym, traitée par l'acide chlorhydrique. Il se présente en cristaux blancs, d'une odeur de thym, solubles dans l'eau, très solubles dans l'alcool. — C'est un caustique et un antiseptique puissant, qui est, en outre, très peu toxique. — A l'intérieur on le donne comme antiseptique de l'intestin et des voies urinaires, à la dose de 3 à 10 grammes en cachets. Pour l'usage externe, la solution à 1 p. 1000 a les mêmes applications que les solutions phéniquées.

L'aristol ou iodothymol, poudre rouge brique, insoluble dans l'eau, soluble dans l'éther, est employé comme antiseptique insoluble pour le pansement des plaies.

L'acide thymique est un excellent antiseptique pour la bouche; en lavages c'est la solution à 1 p. 1000 que l'on prescrira pour les soins hygiéniques de la bouche.

Solution thymiquée.

Acide thymique.............. 1 gramme.
Alcool...................... 10 grammes.
Eau......................... 1000   —

Solution alcoolique (Dubois).

Acide thymique.............. 0 gr. 5
Alcool à 90° .... 30 grammes.
Essence de cannelle de Chine. 1 gramme.

Pour pansements dans les canaux radiculaires.

Naphtol ($C^{10}H^8O$). — Phénol de la naphtaline, obtenu par la distillation de la houille; on en connaît deux isomères qu'on distingue par les lettres α et β. Le naphtol α est un corps blanc, cristallisé en aiguilles; le naphtol β est en lamelles blanches; tous deux sont peu solubles dans l'eau, mais très solubles dans l'alcool et l'éther. — C'est le meilleur des antiseptiques employés pour réaliser l'antisepsie intestinale : il a le pouvoir toxique le plus faible et le pouvoir antiseptique le plus puissant. Aussi est-ce à ce titre qu'il est fréquemment employé dans la fièvre typhoïde, la dysenterie, la diarrhée des enfants, etc. Dose : 1 à 8 grammes en cachets de 0^{gr},50. — Pour l'usage externe, le naphtol s'emploie en pommades et en solutions dans les affections de la peau.

La formule de la solution est la suivante :

Naphtol....	2 grammes.
Alcool	100 —
Glycérine...................	10 —

Pour la pommade :

Vaseline...................	100 grammes.
Naphtol...................	10 —

La *naphtaline* ne s'emploie pas à l'intérieur, mais seulement comme parasiticide.

Le *bétol*, le *benzonaphtol* ont la même action que le naphtol.

Microcidine. — Mélange de naphtolate de soude et d'autres produits naphtoliques et phénoliques, la microcidine, due au Dr Berlioz (de Grenoble), est une poudre amorphe, brunâtre, très soluble dans l'eau. C'est un bon antiseptique, non toxique et non caustique. Pour les plaies infectées, on emploie la solution à 5 p. 1000 ; pour les plaies non infectées, celle à 3 p. 1000. A l'intérieur, on donne la microcidine à la dose de 1-5 grammes en cachets de 0^{gr},50.

Essences. — Sous ce nom on réunit des corps

groupés par leurs propriétés physiques et leur mode
d'obtention, mais non par leur fonction chimique.
On les extrait de diverses plantes où en général
elles se trouvent toutes formées : on les obtient soit
par *expression* des parties des plantes qui les renferment, soit le plus souvent par la *distillation* dans
des récipients florentins. Les essences ou huiles
volatiles sont des liquides ou des solides volatils
possédant une odeur forte, particulière à chacune,
de saveur âcre, caustique, insolubles ou peu solubles dans l'eau, solubles dans l'alcool et l'éther,
très avides d'oxygène et s'altérant facilement à l'air.
Chamberland a trouvé 102 essences ayant des propriétés antiseptiques ; celles qui ont le pouvoir antiseptique le plus fort sont :

Cannelle de Ceylan.

Cannelle de Chine.

Vespetro.

Angélique.

Origan.

Géranium de France.

Géranium d'Algérie.

Outre ces propriétés antiseptiques, certaines essences sont des excito-nervins : absinthe, hysope,
fenouil ; d'autres au contraire sont des modérateurs
du système nerveux : anis, badiane, angélique, origan, mélisse, menthe.

Enfin les essences sont employées comme modificateurs des sécrétions bronchiques et génito-urinaires (V. p. 132).

Les essences sont des antiseptiques précieux en
thérapeutique dentaire et elles sont très employées
soit seules, soit associées à d'autres agents antiseptiques.

C'est à l'*essence de cannelle* que l'on donnera la
préférence au point de vue antiseptique.

L'essence de girofle est aussi un bon antiseptique et elle jouit en outre de propriétés odontalgiques.

Alcool (V. p. 92). — Pour avoir des effets microbicides, il faut employer des solutions à 1/4 environ de l'alcool éthylique. Quant aux autres alcools leur pouvoir toxique et antiseptique est en raison directe de leur formule atomique, c'est-à-dire que l'alcool amylique est un antiseptique plus fort que l'alcool éthylique, qui est lui-même plus fort que l'alcool méthylique.

Couleurs d'aniline. — La bactériologie a fait connaître que les couleurs d'aniline avaient une action antiseptique, et Stilling les a préconisées sous le nom de *pyoctanine.*

Le *violet de méthyle* est employé en thérapeutique oculaire, en solution à 1 p. 1000 et en crayons.

Le *bleu de méthyle* a été vanté comme analgésique à la dose de 0^{gr},10 à 0^{gr},20. Mais les couleurs d'aniline, tachant le linge, ne sont sans doute pas susceptibles de nombreuses applications pratiques.

§ 2. — *Antiseptiques inorganiques.*

Mercuriaux (V. p. 120). — Ce sont les agents les plus antiseptiques que nous connaissions.

Mercure. — En nature (onguent gris, onguent napolitain), il est surtout employé comme parasiticide, contre les pediculi pubis et corporis, et comme résolutif (V. p. 46).

Bichlorure de mercure ($HgCl^2$) ou **Sublimé corrosif.** — Il se présente sous forme d'une poudre blanche, de saveur âcre et styptique ; il est soluble dans l'eau, et sa solubilité augmente avec la température ; aussi pourrait-on très bien en préparer des solutions, sans y ajouter d'alcool, comme on le fait néanmoins le plus généralement. Le sublimé est le plus puissant des antiseptiques ; mais il est aussi le plus énergique des toxiques, sa dose mortelle en injection intra-veineuse étant de 0^{gr},0025 par kilogramme. Aussi son emploi doit-il être uniquement réservé à l'usage externe, car les accidents d'intoxication, mortels ou non, sont assez fréquents. En outre le sublimé a l'inconvénient d'irriter les mains et d'altérer très rapidement les instruments métalliques. Son emploi en chirurgie est très répandu : la solution habituelle à 1 p. 1000 est connue sous le nom de *liqueur de Van Swieten :*

Liqueur de Van Swieten.

Bichlorure de mercure........ 1 gramme.
Alcool..................... 100 grammes.
Eau distillée........... ..... 900 —

La liqueur de Van Swieten est quelquefois employée à l'intérieur contre la syphilis, à la dose d'une cuillerée à café dans une tasse de tisane ou de lait.

Le sublimé corrosif, à cause de sa solubilité, est, parmi les sels mercuriels, celui qui occasionne le plus souvent des accidents d'intoxication aiguë. Comme antidote on emploie l'eau albumineuse et le sulfure ferreux précipité qui détermine la formation de sulfure de mercure insoluble.

Les sels de mercure, avons-nous dit, sont d'emploi extrèmement restreint dans la bouche à cause de leur saveur extrèmement désagréable et persistant longtemps après leur emploi, et parce que, en outre, employés en pansement dans les canaux, ils communiquent aux dents une teinte noire indélébile.

Solution alcoolique (Dubois).

Bichlorure de mercure.......... 0 gr. 02
Acide thymique................. 1 gramme.
Alcool à 60°................... 30 grammes.

Pour stériliser les canaux.

Bi-iodure de mercure (HgI^2). — Pour certains auteurs il est plus antiseptique encore que le sublimé. Il est peu soluble dans l'eau, soluble dans l'alcool, l'éther, les huiles. Mêmes usages que le précédent; en outre, on le donne souvent à l'intérieur, associé à l'iodure de potassium, à l'état de sel double de mercure et de potassium. Mêmes doses.

Calomel (Hg^2Cl^2) ou **Protochlorure de mercure.** — Poudre insoluble dans l'eau, l'alcool, les acides dilués. Il est exclusivement employé comme antiseptique intestinal; il agit alors sans doute par décomposition partielle en bichlorure et en mercure métallique.

Sulfate de cuivre. — Bon antiseptique, très soluble dans l'eau, mais très toxique; aussi l'emploie-t-on surtout pour désinfecter les matières fécales, les crachats, etc.

Les *sels de cuivre* ont une certaine importance en thérapeutique dentaire; l'action heureuse de l'amalgame de cuivre sur la dentine est due à la formation d'oxyde et de sulfure de cuivre. M. Dubois associe l'oxyde noir de cuivre à la gutta-percha pour l'obturation des canaux.

Gutta pour canaux.

Gutta.......................	6	grammes.
Oxyde noir de cuivre..........	6	—
— de zinc.................	12	—

Chlorure de zinc. — Surtout employé comme caustique (Voir p. 150); son pouvoir antiseptique étant d'ailleurs assez faible, ses propriétés caustiques le rendent d'un usage difficile et dangereux comme antiseptique pur. Cependant pour la désinfection des canaux, c'est un agent précieux en solution de 5 à 10 p. 100.

Gargarisme contre la périodontite (Dubois).

Chlorure de zinc............. 3 à 4 grammes.
Eau....................... 500 —
Essence de menthe.......... X gouttes.

Solution antiseptique pour canaux (Dubois).

Chlorure de zinc............. 1 gramme.
Alcool..................... 5 grammes.
Essence de cannelle de Chine. 1 gramme.
Eau....................... 25 grammes.

En pansement à demeure dans les canaux radiculaires. Recouvrir de gutta-percha.

Iodure de zinc. — Jouit de propriétés analogues au chlorure; il est employé contre la périodontite.

Solution contre la périodontite.

Iodure de zinc................. 2 grammes.
Eau....................... 10 —

Pour introduire avec une sonde ou une seringue de Pravaz dans les poches alvéolaires.

Nitrate d'argent. — Ses propriétés antiseptiques sont surtout utilisées contre les suppurations d'origine gonococcique : on se sert d'une solution à 1/10 ou à 1/25 contre les blennorrhagies et les conjonctivites purulentes.

La solution à 1 p. 100 pourra être employée dans les abcès du sinus.

Chlorure d'or. — Son prix élevé empêche de voir son usage se généraliser, quoiqu'il soit un bon antiseptique, peu toxique.

Chlore et ses composés. — Le chlore est un antiseptique puissant, mais n'est pas utilisable à l'état de gaz, à cause de son action irritante sur les voies respiratoires.

Eau chlorée. —Elle a été employée exclusivement pour l'usage externe, en particulier dans l'ophtalmie purulente.

Chlorure de chaux. — Il sert surtout de désinfectant.

Hypochlorite de soude. — Sous forme de *liqueur de Labarraque*, il a été utilisé dans la blennorrhagie, en gargarismes, en lavements, en bains.

Chlorate de potasse. — L'usage en est restreint aux maladies de la bouche ; agit plutôt comme astringent que comme antiseptique.

Chloral. — Il est souvent employé comme antiseptique buccal, les solutions à 2 ou 3 p. 100 n'étant pas trop irritantes ; mais on emploie généralement la solution à 1 p. 100.

Solution pour lavage.

Chloral......................	1 gramme.
Eau bouillie..................	100 grammes.

Iode et ses composés (Voir *Iodiques*, p. 119). — Les propriétés antiseptiques de l'iode en nature ne peuvent être utilisées que rarement (badigeonnages des cavités muqueuses : vagin, utérus, avec la teinture d'iode à 1/12), à cause de son action irritante et des altérations des instruments et des linges. Les iodures ne sont pas employés comme antiseptiques.

Iodoforme. — En revanche l'*iodoforme* est d'un usage courant. C'est un corps solide, qui se présente en paillettes nacrées, couleur jaune de soufre, d'une odeur safranée caractéristique, pénétrante et tenace. Il est volatil, insoluble dans l'eau, soluble dans l'alcool, l'éther et les huiles. Au point de vue de sa constitution chimique, l'iodoforme (CHI^3) représente du chloroforme ($CHCl^3$) dont le chlore a été remplacé par de l'iode. Il contient 9/10 de son poids d'iode, il n'est pas caustique. Au point de vue théorique, la puissance antiseptique de l'iodoforme a été trouvée variable avec les différents microbes, ce qui tient sans doute à ce que sa décomposition est faite par les microbes eux-mêmes ; certains auteurs ont même cru pouvoir lui refuser toute propriété antiseptique. Pratiquement, l'iodoforme donne de très bons résultats, et offre l'avantage de ne pas irriter les plaies sur lesquelles il est appliqué. Mais les intoxications sont assez fréquentes : elles se traduisent d'abord par de l'anorexie, de la céphalalgie, du malaise ; puis, si l'intoxication est plus grave, par du délire, de l'albuminurie ; le malade tombe dans le coma et meurt, avec une dégénérescence graisseuse de tous les viscères. La dose toxique pour l'homme est de 10 grammes environ. Poncet (de Lyon) s'est servi de la décomposition de l'iodoforme en iodure d'argent et en acétylène, en présence de l'argent humide, pour déceler sa présence dans la salive ; c'est le signe de l'argent : le malade éprouve un goût extrèmement désagréable en plaçant une pièce d'argent sur sa langue. Outre ses propriétés antiseptiques, l'iodoforme est encore un anesthésique local. — L'iodoforme est d'un emploi quotidien en chirurgie, pour le pansement des plaies traumatiques ou opératoires, soit en poudre, soit sous forme de gaze iodoformée.

Les injections d'éther iodoformé à 1/20 donnent de bons résultats pour le traitement des abcès froids. Il est peu employé à l'intérieur. On a proposé de masquer l'odeur si désagréable de l'iodoforme en le mélangeant par moitié avec du café torréfié, ou encore avec des essences diverses : citron, roses, menthe (1 à 5 p. 100).

L'iodol a les mêmes propriétés et les mêmes usages que l'iodoforme.

L'iodoforme dissous à saturation dans l'essence de girofle est un bon désinfectant des canaux radiculaires. Pour l'obturation des canaux, associé à l'oxyde de zinc et à l'essence de girofle, il constitue le composé de choix.

Collodion iodoformé.

Iodoforme .... 1 gramme.
Collodion élastique .... 15 grammes.

Pâte iodoformée pour l'obturation des canaux.

Iodoforme .... }
Oxyde de zinc .... } $\tilde{a}\tilde{a}$ 1 gramme.
Essence de girofle.. q. s. pour faire une pâte épaisse.

Pâte iodoformée pour canaux (Dubois).

Iodoforme .... 1 gramme.
Essence de girofle .... 2 grammes.
Oxyde de zinc .... 2 —
Glycérine .... 2 —

Gutta-percha à l'iodoforme.

Gutta-percha .... 5 grammes.
Oxyde de zinc .... 20 —
Iodoforme .... 1 gramme.

Colluloire à l'iodol.

Iodol .... 1 gramme.
Alcool .... 10 grammes.
Glycérine .... 20 —

Sulfureux. — **Acide sulfureux** (SO^2). — Il est fréquemment employé pour la désinfection des locaux, des matelas, des linges, etc.; mais son odeur désagréable et irritante est un obstacle à son emploi.

Sulfure de carbone (CS^2). — Sous forme d'*eau sulfocarbonée*, à la dose de huit à dix cuillerées à bouche dans du lait, il sert à pratiquer l'antisepsie intestinale. Chez les ouvriers des fabriques de caoutchouc, il détermine des troubles du système nerveux, simulant l'hystérie.

Acide borique (BO^3H^3). — Existe à l'état de sel de sodium, dans des sources minérales et, à l'état de liberté, dans de petits lacs naturels ou artificiels de

Toscane (lagoni); il suffit d'évaporer l'eau de ces lacs pour obtenir l'acide borique. Il se présente sous forme de paillettes brillantes, d'aspect nacré, onctueuses au toucher, presque sans saveur, solubles dans l'eau froide à 4 p. 100, sa solubilité augmentant avec la température; il colore en vert la flamme de l'alcool.

C'est un antiseptique très faible, mais qui a l'avantage de ne pas être irritant et d'être très peu toxique; aussi, s'il n'est pas capable de combattre une infection existante, il peut très bien empêcher une infection nouvelle, et, à ce titre, donne de bons résultats dans les plaies non infectées ou désinfectées au préalable par un autre agent.

Son usage est très répandu, et son peu de toxicité permet son emploi dans la médecine domestique, soit en solution à 3 ou 4 p. 100.

Acide borique................	40 grammes.
Eau bouillie.................	1000 —

soit en pommade :

Acide borique................	10 grammes.
Vaseline.....................	100 —

Borax ou **Biborate de soude**. — Il est moins antiseptique que l'acide borique; mais ses propriétés alcalines et astringentes le font prescrire fréquemment pour gargarismes ou lavages de la bouche :

Collutoire boraté.

Borax........................	
Glycérine....................	ãã 5 grammes.

Gargarisme boraté.

Même formule que ci-dessus pour un verre d'eau bouillie.

Eau de chaux. — Elle sert à la désinfection des selles et des linges des typhiques.

Permanganate de potasse (MnO^4K). — Il se présente en cristaux violets, presque noirs, avec un reflet métallique, solubles dans environ 15 fois leur poids d'eau ; la solution aqueuse est d'une belle couleur d'un rouge violet. — C'est un oxydant énergique qui doit ses propriétés antiseptiques exclusivement à l'oxygène qu'il cède au contact des matières organiques.— Il est très employé comme antiseptique externe, en solution à 1 à 5 p. 1000, notamment pour la désinfection des mains, et en injections vaginales ou uréthrales contre la blennorrhagie.

CHAPITRE III

EXCITO-NERVINS

A dose thérapeutique, ils sont stimulants des centres nerveux ; à dose toxique, ils aboutissent à la paralysie.

Strychnine. — Fournie par plusieurs végétaux du genre *Strychnos*, famille des Loganiacées : *Str. nux vomica* (noix vomique), *Str. colubrina* (bois de couleuvre), *Str. Ignatii* (fèves de Saint-Ignace), qui renferment en outre plusieurs autres alcaloïdes, notamment la brucine et l'igasurine.

La strychnine ($C^{21}H^{22}Az^2O^2$) se présente sous forme de cristaux incolores, d'une saveur excessivement amère ; elle est peu soluble dans l'eau et l'alcool, mais ses sels, sulfate et chlorhydrate, sont solubles. —A la dose de $0^{gr},006$ à $0^{gr},01$, elle produit une exaltation de la sensibilité générale par action sur la moelle, et non sur le cerveau, sur lequel elle est sans action ; cette exaltation de la sensibilité provoque des convulsions toniques (trismus, opistothonos, arrêt de la respiration, rire sardonique), analogues à celles du tétanos, mais non permanentes. Elle accélère les contractions cardiaques et élève la pression artérielle, ce qui lui donne des propriétés diurétiques ; en outre, comme amère elle peut faciliter la digestion ; à la dose de $0^{gr},03-0^{gr},05$, la mort arrive rapidement par tétanisation des muscles respiratoires.

Comme excitant du système nerveux, on l'emploie dans les paralysies médullaires, saturnines, diphtériques, l'impuissance, la spermatorrhée par paralysie. Comme amer, on l'emploie contre l'inappétence, notamment dans la dyspepsie atonique et flatulente. Enfin elle est indiquée dans les formes adynamiques de toutes les maladies infectieuses ; on l'a préconisée contre l'alcoolisme.

On administre la strychnine sous forme de noix vomique ($0^{gr},10$ à $0^{gr},20$ de poudre ; $0^{gr},05$ à $0^{gr},10$ d'extrait ; $0^{gr},50$ à 2 grammes de teinture), de sulfate de strychnine ($0^{gr},002$ à $0^{gr},01$) ou de sirop de strychnine à $0^{gr},05$ p. 100 (10 à 20 grammes).

Brucine ($C^{23}H^{26}Az^2O^4$). — Plus soluble que la strychnine ; même action, mais environ dix fois moins intense ; mêmes usages ; on donne l'alcaloïde, à la dose de $0^{gr},01$ à $0^{gr},1$.

Pour combattre l'empoisonnement par les strychniques, administrer du tannin qui forme un composé insoluble dans l'eau, mais soluble dans les liquides digestifs ; chloroforme, chloral, antipyrine pour combattre les convulsions ; respiration artificielle.

Ammoniaque (alcali volatil). — Les sels (carbonate, phosphate, acétate) et les ammoniaques composées ou amines (méthylamine, propylamine, amylamine, etc.), ont la même action. L'ammoniaque est un gaz incolore, d'une odeur piquante caractéristique et qui provoque le larmoiement, d'une saveur caustique, excessivement soluble dans l'eau. La solution d'ammoniaque est un liquide incolore, limpide, d'une odeur suffocante, d'une réaction alcaline très prononcée ; la solution officinale renferme 20 p. 100 de gaz ammoniac ; lorsqu'on chauffe la dissolution aqueuse d'ammoniaque, le gaz s'en dégage en totalité. Localement elle est irritante et vésicante sur la peau, elle irrite également les muqueuses, produit la toux et l'éternuement. Injectée dans le sang, elle provoque, comme la strychnine, des convulsions tétaniques, puis le coma et la mort ; elle ralentit le cœur et élève néanmoins la pression sanguine. Comme contrepoison, administrer l'eau acidulée, des purgatifs huileux, l'eau albumineuse. — S'emploie surtout localement, comme révulsif ou caustique; ou comme excitant dans le collapsus, le coma, l'ivresse, la syncope. Le sesquicarbonate, le valérianate d'ammoniaque facilitent l'expectoration dans les bronchites. — Contre l'ivresse, on donne une potion mucilagineuse de 100 grammes contenant 10 à 40 gouttes d'ammoniaque ; contre la syncope, on utilise l'inhalation des sels ammoniacaux (sels anglais); les sels, et principalement le valérianate, dans l'hystérie, se donnent à la dose de 2 à 4 grammes. L'ammoniaque forme la base de l'eau sédative (6 p. 100), du liniment ammoniacal (10 p. 100), du baume opodeldoch.

Alcool. — On n'emploie en thérapeutique que les alcools monoatomiques : éthylique (esprit-de-vin), méthylique (esprit-de-bois), amylique, etc. Leur toxicité croît avec leur élévation dans la série des alcools monoatomiques. L'alcool, liquide incolore, de saveur brûlante, d'odeur agréable, se mêle à l'eau en toute proportion, et dissout les résines, les éthers, les essences, les alcaloïdes, et quelques corps simples, tels que le brome, l'iode, le phosphore ; enfin, la potasse, la soude, et quelques sels.

Localement, il agit sur la peau comme réfrigérant,

puis vésicant; il est également antiseptique. A l'intérieur, à petite dose, il augmente la sécrétion du
suc gastrique et renforce les mouvements péristaltiques; mais, à dose trop forte, il coagule les albuminoïdes, les peptones, et tarit la sécrétion gastrique,
amenant par la suite une gastrite chronique, la cir-
rhose du foie et les autres désordres de l'alcoolisme.
A l'égard du système nerveux, il est excitant, produit
de l'agitation, et, plus tard, la prostration, la résolution générale, l'anesthésie. Enfin l'alcool est un modérateur de la nutrition.

On emploie l'alcool, comme stimulant et antither-
mique dans la fièvre typhoïde, la pneumonie, etc.;
il rend également des services dans certaines dyspepsies. Pour l'usage externe, il est antiseptique,
mais irritant. Enfin, il est fréquemment employé
comme dissolvant et comme agent de conservation
des matières organiques; dans les *alcoolés* ou teintures
alcooliques (médicaments liquides résultant de l'action dissolvante de l'alcool sur diverses substances),
les *alcoolatures* (teintures alcooliques préparées avec
des plantes fraîches), et les *alcoolats* (produits de la
distillation de l'alcool sur des substances médica-
menteuses). Les doses sont très variables suivant les
individus; on le donne fréquemment sous forme de
potion de Todd.

Eau-de-vie vieille...........	40 grammes.
Eau distillée	75 —
Sirop de sucre...............	30 —
Teinture de cannelle........	5 —

Caféine. — Extrait du *Coffea arabica*, de la famille
des Rubiacées. Cet alcaloïde ($C^8H^{10}Az^4O^2$) cristallise
en longues aiguilles contenant une molécule d'eau;
il est amer, peu soluble dans l'eau et l'alcool à
froid; il est soluble à chaud. Il agit sur le cerveau

comme excitant, et ralentit le cœur, en augmentant la force de ses contractions et élevant la pression artérielle. — S'emploie souvent comme tonique du cœur dans l'asystolie, l'arythmie, où il agit plus rapidement que la digitale; et dans tous les états adynamiques, y compris l'intoxication par l'opium. Se prescrit en poudre ou en pilules (0^{gr},20 à 2 grammes), ou, plus souvent, en injections hypodermiques.

Café. — Graines du *Coffea arabica*, arbrisseau de la famille des Rubiacées; contient 1 p. 100 de caféine, du tannin, une huile grasse, etc. On en fait des infusions, surtout après lui avoir fait subir la torréfaction, opération qui développe la caféone, essence aromatique à laquelle il doit son arome; il est quotidiennement employé pour favoriser la digestion, combattre le sommeil et, d'une façon générale, produire une légère excitation cérébrale. — Est indiqué dans tous les états adynamiques ou comateux, dans l'empoisonnement par l'opium, l'alcool, etc.; contre-indiqué chez les enfants et les sujets excitables ou nerveux.

L'infusion ordinaire est de 15 grammes.

La poudre de café a été conseillée, mélangée à l'iodoforme, pour masquer l'odeur de ce dernier produit.

Camphre ($C^{10}H^{16}O$). — 3 espèces : camphre ordinaire (*Laurus camphora*, Laurinées); camphre de Bornéo ou bornéol (*Dryobalanops camphora*, Guttifères); camphre de menthe ou menthol (*Mentha piperita*, Labiées).

Le camphre est un corps solide, blanc, demi-transparent, de saveur amère et brûlante, d'odeur forte et particulière; étant volatil, il se sublime en tables hexagonales dans les vases où on le conserve; il est presque insoluble dans l'eau, mais se dissout facilement dans l'alcool, l'éther, l'acide acétique, les huiles grasses. — Comme excitant du système nerveux, le camphre produit des effets analogues à ceux de l'alcool; anaphrodisiaque. — Employé surtout à l'extérieur, comme astringent et antiseptique faible, sous forme d'huile ou d'alcool camphré; agit concurremment avec l'ammoniaque dans l'eau sédative. Le menthol s'emploie dans les gastralgies et les coliques intestinales, hépatiques, néphrétiques, sous forme d'hydrolat (20-100 grammes), d'alcoolat (2-10 grammes), d'éthérolat (2-10 grammes).

Le camphre entre dans la composition d'un certain nombre de liniments antinévralgiques.

Liniment.

Alcool camphré..............	100	grammes.
Ammoniaque	25	—
Laudanum de Sydenham.....	25	—

Eau sédative (Raspail).

Ammoniaque liquide à 22°....	60	grammes.
Alcool camphré	10	—
Sel marin...................	60	—
Eau........................	1000	—

Alcool camphré.

Camphre	100	grammes.
Alcool à 90°................	900	—

CHAPITRE IV

MODÉRATEURS NERVINS

Diminuent l'excitabilité du système nerveux, diminuent la sensibilité, provoquent le sommeil; hypno-anesthésiques (chloroforme); hypnagogues (chloral); antispasmodiques (valériane).

Opium. — Latex du *Papaver somniferum*, de la famille des Papavéracées; se recueille par des incisions faites sur les capsules avant leur maturité. Il renferme un grand nombre d'alcaloïdes, dont six principaux : *morphine, codéine, narcéine, papavérine, thébaïne, narcotine;* ces trois derniers, qui s'y trouvent d'ailleurs en assez faible quantité, sont des excito-nervins, ayant une action analogue à celle de la strychnine, contrairement aux trois premiers, qui s'y trouvant, notamment la morphine, en beaucoup plus grande proportion, donnent à l'opium son action générale modératrice du système nerveux. (Pour la physiologie, les usages thérapeutiques et les doses de l'opium, se référer à l'article suivant.)

Morphine. — D'après le Codex, l'opium doit renfermer 10 p. 100 de morphine. Cet alcaloïde ($C^{17}H^{19}AzO^3$) cristallise en prismes incolores, d'une saveur très amère ; il se dissout dans 500 fois son poids d'eau bouillante et 1000 fois son poids d'eau froide ; mais l'alcool le dissout en plus grande quantité ; et, d'autre part, ses sels, notamment le chlorhydrate, qui est le plus fréquemment employé, se dissolvent aisément dans l'eau. — La principale action de la morphine s'exerce sur le cerveau : excitante à faible dose ($0^{gr},01$), elle est au contraire déprimante et produit le sommeil, à dose forte ou même moyenne ($0^{gr},02$-$0^{gr},05$). Sur le tube digestif, la morphine produit non seulement des nausées et des vomissements, mais, d'une manière générale, exerce une influence fâcheuse sur la digestion, ce qui constitue un de ses grands inconvénients ; en outre, elle est anexosmotique, c'est-à-dire qu'elle empêche l'action purgative du sulfate de soude. La *codéine* ($C^{18}H^{21}AzO^3$) a les mêmes effets que la morphine, mais se montre beaucoup moins active. L'opium, agissant par ses alcaloïdes, et surtout par celui qui s'y trouve en plus grande quantité, la morphine, a les mêmes effets, sauf qu'il réussit mieux dans la diarrhée qu'une dose équivalente de morphine. Enfin, la tolérance de l'opium varie beaucoup avec l'âge et surtout avec les individus; son usage constant détermine un empoisonnement chronique, le morphinisme, semblable à l'alcoolisme. Quant à l'empoisonnement aigu, outre l'emploi des moyens communs à toutes les intoxications : vomitifs, purgatifs, pompe stomacale, sudorifiques, etc., on neutralisera le poison par le tannin, on combattra le coma par les excitants; on a indiqué l'atropine, comme antidote physiologique de la morphine. — La morphine et l'opium s'emploient surtout dans les affections du système nerveux, presque exclusivement comme modérateurs nervins : dans les affections spasmodiques (coqueluche, tic douloureux de la face), dans le délire alcoolique, dans tous les états d'excitation, dans l'insomnie, surtout lorsqu'elle est causée par la douleur : car c'est par-dessus tout dans les névralgies et les douleurs de toutes sortes que la morphine rend des services inappréciables. Quoique produisant par elle-même des nausées, la morphine peut néanmoins arrêter les vomissements par anesthésie de la muqueuse stomacale; l'opium est un excellent antidiarrhéique. — La morphine s'administre généralement sous forme de chlorhydrate, et presque exclusivement en injections hypodermiques de 0^{gr},02. On donne encore, pour calmer la toux, le sirop de morphine ou le sirop de codéine dont chaque cuillerée à bouche contient 0^{gr},01 de morphine ou 0^{gr},05 de codéine. L'opium entre dans un grand nombre de préparations très usuelles : l'*extrait thébaïque*, dont 0^{gr},05 renferment 0^{gr},01 de morphine; le *sirop diacode*, dont une cuillerée à bouche contient 0^{gr},01 de morphine; le *laudanum de Sydenham*, dont 20 gouttes, soit 1 gramme, renferment 0^{gr},01 de morphine; le *laudanum de Rousseau*, environ deux fois plus actif que le précédent ; les *pilules de cynoglosse*, chacune contenant 0^{gr},004 de morphine ; la teinture d'opium, dont 15 gouttes referment 0^{gr},01 de mor- phine.

Dans la pulpite, la morphine est très employée comme calmant, soit seule, soit associée à la cocaïne. On avait essayé de l'associer à l'acide arsénieux pour éviter la douleur produite par ce dernier, mais elle n'a pas sensiblement d'action dans ce cas.

Pansement calmant.

Chlorhydrate de morphine.. o gr. 01
Acide phénique............ q. s. pour faire une pâte.

On ,applique gros comme une tête d'épingle de cette pâte sur la pulpe malade et on recouvre de gutta-percha, en interposant un petit morceau de papier d'amiante.

Pansement calmant.

Chlorhydrate de morphine.. } ãã o gr. 01
— de cocaïne ... }
Essence de girofle.   q. s. p. consistance de pâte épaisse

A employer comme ci-dessus.

Pommade calmante.

Chlorhydrate de morphine.,   1 gramme.
Axonge benzoïnée......... 20 à 5o grammes.

Atropine. — Avec quelques autres alcaloïdes: l'hyoscyamine, la daturine, la duboisine, etc., qui ont une action identique et une composition chimi- que très voisine, l'atropine constitue le principe actif des Solanées vireuses, dont les principales sont : la belladone (*Atropa belladona*), la jusquiame (*Hyoscyamus niger*), la stramoine (*Datura stramonium*), le tabac (*Nicotiana tabacum*). Sauf le tabac, qui a une action différente, les autres ont l'action de l'atropine. Cet alcaloïde ($C^{17}H^{23}AzO^3$) s'extrait surtout des racines de l'*Atropa belladona;* incolore, de saveur âcre et amère, il cristallise en aiguilles soyeuses, solubles dans l'eau, l'alcool et l'éther ; le plus usité de ses sels est le sulfate. — Bien que modérateur nervin, l'atropine est surtout remarquable par son action sur la vision, la circulation et les sécrétions : 1° sur la vision, elle produit la paralysie de l'accommodation, mais surtout la dilatation de la pupille ou mydriase, même à dose infime, par instillation ; son antagoniste pour cette action est l'*ésérine*, alcaloïde de la fève de Calabar ; 2° sur la circulation, elle accélère les battements du cœur, augmentant en même temps la pression vasculaire ; 3° enfin, elle tarit les sécrétions, notamment la sécrétion salivaire et la sécrétion sudorale, se montrant ainsi l'antagoniste direct de la pilocarpine, alcaloïde du jaborandi. — On se sert couramment en ophtalmologie de l'atropine comme mydriatique ; de même, elle est d'un usage fréquent comme antisudorifique, notamment pour combattre les sueurs nocturnes des phtisiques ; comme modérateur nervin et analgésique, on l'emploie contre les diverses formes de douleurs ou de névralgies ; enfin, elle rendrait des services dans la constipation par excitation des mouvements intestinaux. — On donne : soit la belladone, sous forme de poudre de racines ($0^{gr},02$ à $0^{gr},10$), de poudre de feuilles ($0^{gr},03$ à $0^{gr},30$), d'extrait aqueux ($0^{gr},01$ à $0^{gr},10$), de teinture ($0^{gr},10$ à $0^{gr},20$), de sirop (10 à 20 grammes); soit le sulfate d'atropine, en injections hypodermiques de $0^{gr},001$, ou en instillation d'un collyre de $0^{gr},001$ à $0^{gr},005$ p. 10. On se sert dans les mêmes cas et aux mêmes doses de la jusquiame et de l'hyoscyamine.

M. Dubois avait proposé autrefois d'utiliser l'atropine pour combattre la douleur produite par l'application de l'acide arsénieux sur la pulpe, mais il l'a remplacé par l'ésérine.

Aconit, *Aconitum napellus,* de la famille des Renonculacées. — On en a extrait plusieurs alcaloïdes, dont le plus actif est l'*aconitine* cristallisée en tables rhomboïdes ($C^{30}H^{47}AzO^7$), soluble dans l'eau chaude, l'alcool et l'éther. — Modérateur nervin, elle produit en outre le ralentissement du cœur et de la respiration, de la mydriase, et de l'hypersécrétion de la salive, des urines, de la sueur et de la bile. — Vantée contre le rhumatisme et la goutte, elle se montre surtout efficace dans les névralgies du trijumeau, même lorsqu'elles sont d'origine dentaire. — On doit préférer aux préparations d'aconit, d'un titre et d'une action très variables, l'aconitine cristallisée à la dose de 1/4 de milligramme à 2 milligrammes, ou le nitrate d'aconitine, à la même dose.

Teinture d'aconitine (Dubois).

Azotate d'aconitine............. o gr. o5
Alcool à 90°.................... 3o grammes.

Teinture de napelline.

Napelline..................... o gr. 1o
Alcool à 90°.................... 3o grammes.

Ciguë. — Plusieurs espèces du genre Ciguë, de la famille de Ombellifères (grande ciguë, petite ciguë, ciguë vireuse, etc.), possèdent, un alcaloïde commun, la *cicutine* ou *conicine* ($C^8H^{15}Az$), liquide oléagineux, incolore, d'odeur désagréable, soluble surtout dans l'alcool et l'éther. — A faible dose, elle produit des vertiges, de l'obscurcissement de la vue, une grande faiblesse, suivie d'anesthésie ; à dose toxique, elle amène rapidement une paralysie généralisée, par action sur les nerfs moteurs. — Elle est exclusivement employée comme analgésique, sous forme de poudre de feuilles de ciguë (0gr,10 à 1 gr.), ou de cicutine (1/2 milligramme à 0gr,003) ; le plus souvent on l'emploie à l'extérieur, en cataplasme, pommade ou emplâtre notamment dans le cancer.

Gelsémine. — Principe actif d'une plante grimpante de la Virginie, le *Gelsemium sempervirens*, de la famille des Loganiacées. S'emploie comme analgésique, et comme mydriatique passager, à la dose de 10 à 20 gouttes par jour de teinture alcoolique, ou en instillations d'un collyre à 1 p. 100. La gelsémine jouit de propriétés antinévralgiques ; elle a été vantée contre les névralgies d'origine dentaire.

Bromure de potassium (KBr). — Sel blanc se présentant sous forme de gros cristaux cubiques, d'une saveur salée et piquante, très solubles dans l'eau, fusibles au rouge. Agit par le brome qu'il renferme. A la dose de 3 à 5 grammes, on observe de la céphalalgie, de l'obtusion de l'intelligence, de la diminution de la mémoire, de la somnolence ; localement, il produit l'anesthésie des muqueuses ; son usage prolongé amène une ivresse bromique. On a signalé une éruption acnéique de la peau et une légère inflammation des muqueuses du larynx et du pharynx, à la suite de l'administration du bromure de potassium, accidents qu'on a attribués à l'iodure qui s'y trouve mélangé. — C'est le sédatif du système nerveux par excellence ; outre son efficacité incontestable dans les névralgies, les spasmes, l'insomnie, l'arythmie cardiaque d'origine nerveuse, il a encore donné de bons résultats dans l'épilepsie, l'hystérie, la chorée, l'ataxie locomotrice, etc. — On le donne à la dose de 2 à 12 grammes ; le tribromure est un mélange à parties égales des trois bromures alcalins (potassium, sodium, ammonium).

Acide cyanhydrique (CyH) ou **acide prussique.** —

Liquide incolore, doué d'une forte odeur d'essence d'amandes amères, se mêlant à l'eau en toute proportion, se dissolvant également dans l'alcool. L'acide prussique médicinal s'obtient en ajoutant 9 fois son poids d'eau à l'acide cyanhydrique anhydre. Très toxique, il produit très rapidement, à la dose de $0^{gr},01$, l'abattement, la perte de connaissance, puis le coma et enfin la mort; cette intoxication est comparable à l'empoisonnement par l'oxyde de carbone ou le bioxyde d'azote, l'acide cyanhydrique formant avec l'hémoglobine un composé stable qui empêche l'oxygénation du sang. — Il n'est guère employé qu'à l'extérieur comme anesthésique local, en solution aqueuse à 1/10.

Les cyanures (de potassium, de calcium, de mercure, etc.), l'eau distillée d'amandes amères, l'eau distillée de laurier-cerise, n'agissent que par l'acide cyanhydrique qu'ils renferment, et par suite, ont la même action.

Acide carbonique (CO^2). — Gaz incolore, inodore, d'une saveur légèrement acide, de densité élevée (1,524); l'eau, à la température ordinaire et à la pression de 760 millimètres, en dissout environ son volume. Outre son rôle physiologique, il peut produire localement une légère anesthésie, après un contact prolongé; comme effets généraux, certains auteurs pensent que l'acide carbonique est toxique, d'autres qu'il n'agit que mécaniquement, c'est-à-dire en diminuant la proportion d'oxygène d'une atmosphère donnée. Quoi qu'il en soit, son action thérapeutique s'exerce surtout contre les vomissements (potion anti-émétique de Rivière), et dans les affections du tube digestif (eau de Seltz artificielle, eaux minérales gazeuses). Des injections d'eau de Seltz dans le rectum ont pu lever une obstruction intestinale. Enfin Demarquay avait essayé d'appliquer les propriétés antiseptiques de l'acide carbonique à la cicatrisation des plaies.

Chloroforme (CHCl³). — C'est le type des hypno-anesthésiques, agents qui produisent l'insensibilité, le sommeil et la résolution musculaire. En dehors de son emploi chirurgical pour déterminer l'anesthésie générale (1), on se sert de l'eau chloroformée (eau saturée de chloroforme par agitation), comme excipient dans les potions calmantes, à la dose de 20 à 100 grammes. Pour l'usage externe, on emploie le liniment chloroformé à 1 p. 10.

Liniment antinévralgique.

Huile morphinée..............	20 grammes.
Chloroforme.................	5 —

Éther (C⁴H¹⁰O). — Outre son emploi comme anesthésique général et local (2), on l'administre comme excitant sous forme de 20 à 40 grammes de sirop d'éther, ou de 2 à 10 grammes de liqueur d'Hoffmann (parties égales d'alcool et d'éther) ; on emploie encore dans le même but les injections sous-cutanées d'éther.

Chloral (C²HCl³O). — Le chloral anhydre est un liquide incolore, d'une odeur éthérée pénétrante, soluble dans l'alcool et dans l'éther, insoluble dans l'eau. On n'emploie que l'hydrate de chloral, qui est blanc, cristallisé, très soluble dans l'eau, moins volatil et moins irritant que le chloral anhydre. — C'est le type des hypnagogues, c'est-à-dire des agents qui facilitent ou procurent le sommeil, en diminuant les réflexes, mais laissant intacte la sensibilité, ce qui les fait échouer dans l'insomnie causée par la douleur. Le sommeil provoqué par le chloral, à la dose de 2 à 3 grammes, est calme, tranquille,

(1) Voir *Anesthésie*
(2) Voir *Anesthésie*

se produit sans période d'excitation et n'amène au réveil ni les nausées, ni le malaise du sommeil morphinique ou chloroformique. Il est fréquemment employé contre l'insomnie, le délire, l'excitation alcoolique, etc. ; on l'a proposé comme antiseptique (Voir p. 86); enfin il est presque l'antidote de l'empoisonnement par la strychnine.

Collutoire (Jeannel).

Hydrate de chloral............	5 grammes.
Glycérine.....................	20 　—

Dans la gingivite fongueuse.

Collutoire (Pinard).

Alcoolat de cochléaria........	15 grammes
Hydrate de chloral............	15 　—

Dans la gingivite des femmes enceintes.

CHAPITRE V

ANTISPASMODIQUES

On comprend sous ce nom une foule de médicaments qui n'ont qu'une action faible et incertaine, mais dont plusieurs jouissent encore d'une certaine faveur dans le traitement des maladies nerveuses. Les principaux sont :

La *valériane*, racine du *Valeriana officinalis*, qu'on emploie sous forme de poudre (1 à 10 grammes), d'extrait (mêmes doses), de teinture (2 à 30 grammes), de sirop (20 à 40 grammes), d'essence ($0^{gr},20$ à $0^{gr},50$) et surtout de valérianate d'ammoniaque (2 à 4 grammes), dans l'hystérie et les diverses manifestations du nervosisme ;

Un grand nombre d'Ombellifères aromatiques ou résineuses dont les types sont :

L'*anis*, employé comme digestif en infusion de 10 grammes, ou à la dose de 10 à 20 grammes de la teinture à 1/4, et qui renferme l'acide anisique, considéré comme succédané efficace de l'acide salicylique ;

L'*asa fœtida*, résine du *Ferula asa fœtida*, d'odeur repoussante, employé pour stimuler l'appétit, en poudre (1 à 8 grammes en pilules), ou en teinture à 1/4 (5 à 10 grammes) ;

Enfin plusieurs produits musqués :

Le *musc*, produit de sécrétion des glandes situées dans une poche sous-abdominale du chevrotain porte-musc (Tonkin, Thibet), qui est excitant à faible dose (0 ^{gr},30 à 0 ^{gr}, 60), et sédatif à haute dose (0 ^{gr}, 80 à 1 ^{gr}, 25) ;

Le *castoréum*, qui est aussi le produit de sécrétion préputiale du castor et qui s'emploie comme succédané du musc, aux mêmes doses.

CHAPITRE VI

ANTIPYRÉTIQUES

Agents employés pour combattre la fièvre, par action sur les centres nerveux, qui règlent la température.

Quinine ($C^{20}H^{24}Az^{2}O^{2}$). — Principal alcaloïde du quinquina, la quinine se présente sous forme d'une masse blanche, amorphe, très amère, très soluble dans l'alcool et très peu soluble dans l'eau. Les acides dilués la dissolvent facilement, formant ainsi des sels, notamment le sulfate, qui est presque exclusivement employé. Le sulfate de quinine est souvent falsifié, en y mêlant du sulfate de calcium, de la mannite, du sucre, de l'amidon, de la salicine, du sulfate de cinchonine, etc. Lorsque le sulfate de quinine est pur, il doit se dissoudre entièrement dans de l'alcool étendu bouillant, ne pas laisser de cendres à la calcination, ne pas se colorer en rouge sous l'influence de l'acide sulfurique et ne pas laisser de résidu par l'évaporation de sa solution acidulée.

A la dose modérée de 1 à 2 grammes, il produit une période d'excitation, promptement suivie d'une période de dépression avec apathie, sommeil et collapsus ; à la dose de 4 grammes et au-dessus, on observe du délire, une grande faiblesse, et fréquemment des troubles de la vue et de la surdité ; le volume des globules rouges est augmenté, le nombre des globules blancs notablement diminué ; l'urée est diminuée.

Sans qu'on puisse exactement déterminer la part qui en revient à chacune des actions précédentes, la quinine, et c'est là sa propriété capitale, produit un notable abaissement de la température, dans les pyrexies ; car, chez l'organisme normal, on a vu parfois un abaissement, mais le plus souvent une élévation de la température, observation qui a servi de point de départ à la doctrine de l'homœopathie. Enfin, sur le tube digestif, la quinine a l'action de tous les amers. — Ce qui domine les usages thérapeutiques de la quinine, c'est son emploi dans les fièvres intermittentes, et, d'une manière générale, dans toutes les formes de l'infection paludéenne ; son action n'est pas seulement curative, elle est aussi prophylactique ; aussi peut-on considérer la quinine comme un médicament spécifique de toutes les manifestations du paludisme. Elle agit encore dans d'autres maladies infectieuses : la septicémie, la fièvre puerpérale, l'infection purulente ; elle donne de bons résultats dans les formes ataxiques de la fièvre typhoïde ; enfin on l'a essayée, avec un succès variable, dans les diverses maladies fébriles. Comme sédatif, elle calme la douleur dans la migraine, les névralgies, le vertige de Ménière. Son action sur le sang l'a fait employer dans la leucocythémie pour diminuer le nombre des globules blancs. — On emploie le sulfate de quinine à la dose de 0^{gr},05 à 0^{gr},10 (dose stimulante), ou de 0^{gr},50 à 2 et même 4 grammes (dose antifébrile et calmante), ainsi que plusieurs autres sels : le lactate, le tannate, la valérianate, le bromhydrate de quinine ; on n'administre les sels de quinine qu'en pilules ou en cachets, à cause de leur amertume.

Quinquina. — On désigne sous ce nom l'écorce de divers arbres du genre *Cinchona*, de la famille des Rubiacées ; les quinquinas gris, jaunes, rouges, correspondent à des variétés commerciales, fondées sur la grosseur des branches qui les fournissent, et non à des espèces botaniques différentes. Outre la quinine, il renferme encore plusieurs autres alcaloïdes : la cinchonine, la cinchonidine, la quinidine, etc., qui ont tous une action et une composition chimique très voisines de la quinine ; enfin le quinquina, en dehors des alcaloïdes, contient une notable proportion de tannin, qui lui donne ses propriétés astringentes (voir *Astringents*, p. 140). — Les indications du quinquina sont les mêmes que celles de la quinine ; on l'administre sous forme de poudre de quinquina, dont 3 grammes représentent 1 gramme de quinine, à la dose de 20 à 30 grammes pour 1 litre d'infusion ou de macération ; ou encore sous forme d'extrait alcoolique (0^{gr},30 à 4 gr.), d'extrait aqueux (0^{gr},50 à 4 gr.), de vin (50 à 200 grammes), etc.

Le quinquina pulvérisé entre dans la composition d'un certain nombre de poudres dentifrices comme astringent (1).

(1) Voir *Hygiène buccale*.

Acide salicylique ($C^7H^6O^3$), ou acide oxybenzoïque. — Se présente sous l'aspect de cristaux, solubles dans l'eau bouillante, l'alcool et l'éther. — Outre ses propriétés antiseptiques (Voir *Antiseptiques* : p. 78), il abaisse la température chez les fébricitants, mais détermine, lorsqu'il est employé à doses massives, des bourdonnements d'oreille, plus violents encore que ceux de la quinine, ainsi qu'un catarrhe gastro-intestinal avec érosions et ulcérations. Il est éliminé principalement sous forme d'acide salicylurique ou oxyhippurique, de même que l'acide benzoïque, qui forme avec la glycocolle l'acide hippurique. — L'acide salicylique est le spécifique du rhumatisme articulaire aigu, comme la quinine l'est de la fièvre intermittente, son action portant à la fois sur la température, qu'il abaisse, et sur les douleurs, qu'il fait disparaitre. Employé pour la première fois par G. Sée en 1875, il est maintenant d'emploi journalier dans le rhumatisme articulaire aigu. Dans le rhumatisme articulaire chronique, dans les arthrites blennorrhagiques ou syphilitiques, dans la goutte, son action est encore contestée ; enfin on l'a donné dans la fièvre typhoïde, à la fois comme antipyrétique et comme antiseptique intestinal. — On emploie presque exclusivement le salicylate de soude qui a toutes les propriétés de l'acide salicylique, sauf peut-être ses propriétés antiseptiques, sans en avoir les effets irritants, et qui de plus est soluble dans l'eau; on le donne à la dose de 6 à 15 grammes par jour dans le rhumatisme articulaire aigu, en fractionnant cette dose, qu'on diminue ensuite progressivement pendant plusieurs jours, quand la maladie est à son déclin. L'état du cœur et des reins doit être surveillé pendant la médication.

Antipyrine ($C^{22}H^{12}Az^2O^2$), ou **Analgésine**. — Poudre blanche, cristallisée en paillettes brillantes, inodore, amère, soluble dans l'eau ; constitution chimique très complexe ; dérive de la phénylhydrazine, et donne avec le perchlorure de fer une coloration rouge foncé caractéristique. —. Son action antipyrétique est rapide et très marquée, et s'accompagne d'élévation de la pression artérielle ; en outre l'antipyrine peut être considérée comme un médicament modérateur nervin par son action dépressive sur le système nerveux, avec diminution de la sensibilité. — Ses applications, dérivées de ses propriétés physiologiques, peuvent être groupées sous deux chefs : comme antipyrétique, on la donne surtout dans la fièvre typhoïde, la pneumonie, le rhumatisme articulaire aigu, la fièvre des phtisiques, la coqueluche, etc. ; d'autre part, comme analgésique, elle est d'un usage quotidien contre la migraine, les névralgies, les douleurs rhumatismales, etc. — On la donne à la dose de 1 à 6 grammes par jour en solution ou en cachets ; les injections hypodermiques sont peu employées.

L'antipyrine en solution concentrée à 1 p. 30 ou plus est hémostatique.

En ajoutant de l'antipyrine à une solution de tannin ou inversement du tannin à une solution d'antipyrine on voit se former un précipité gommeux doué de propriétés agglutinatives très intenses qui en font un excellent hémostatique (Roswell Park).

On peut rattacher à l'antipyrine plusieurs composés chimiques qui s'en rapprochent par leur constitution et leur action ; ce sont notamment : l'acétaniline, la méthylacétanilide ou exalgine, la phénacétine, la phénylhydrazine, l'hydracétine, etc.

CHAPITRE VII

CARDIO-VASCULAIRES

Agents qui régularisent les troubles de la circulation, d'origine cardiaque ou d'origine vasculaire, leur action portant à la fois sur le cœur et sur les vaisseaux, dont les lésions aboutissent d'ailleurs à l'asystolie, quelle qu'ait été leur origine primitive.

Digitale (*Digitalis purpurea*), de la famille des Scrofularinées. — On emploie surtout les feuilles. Son action est due à plusieurs principes encore mal déterminés : la digitoxine, la digitaline, la digitaléine. — A faible dose (0 ^{gr}, 50 à 1 gramme) la digitale ralentit les battements du cœur, tout en augmentant leur énergie ; elle élève la pression artérielle ; à dose élevée, c'est l'accélération qu'on observe. En outre elle abaisse la température normale ou fébrile ; elle ne produit la diurèse que chez les cardiaques, la polyurie constituant ainsi un bon signe de son action sur le cœur. — On donne la digitale toutes les fois que le cœur faiblit, ne suffit plus à sa tâche, quel que soit le siège de la lésion qui est le point de départ de cet affaiblissement ; sous son influence, les battements du cœur se régularisent, deviennent plus énergiques ; on voit bientôt l'œdème des membres inférieurs diminuer et la polyurie se produire. Lorsque le cœur est en dégénérescence graisseuse, la digitale est sans action. A côté de cet emploi si fréquent dans les maladies du cœur, on donne encore la digitale comme antipyrétique dans la pneumonie, les fièvres éruptives, le rhumatisme articulaire aigu. Enfin elle a donné de bons résultats dans des hémorrhagies utérines. — L'absorption et l'élimination de la digitale se font lentement ; d'où la nécessité soit d'abaisser progressivement la dose initiale, soit de mettre plusieurs jours d'intervalle. En général on ne la donne que pendant quatre à cinq jours. On emploie surtout la macération de poudre de feuilles (0^{gr},25 à 0^{gr},75 pour 100 grammes d'eau), ou encore la teinture alcoolique à 1/5 (1 à 4 grammes), l'extrait (0^{gr},10 à 0^{gr},50), le sirop (20 à 100 grammes) ; enfin il existe plusieurs marques de digitaline, ayant une activité différente.

Il existe plusieurs succédanés de la digitale, dont les principaux sont : le muguet (*Convallaria maialis*, Liliacées), préconisé par G. Sée ; le strophantus ou inée (strophantine) ; la spartéine, alcaloïde liquide du genêt à balai (*Spartium scoparium*).

Nitrite d'amyle. — Liquide jaune, très volatil, insoluble dans l'alcool. — Au contraire de la digitale, il est vaso-dilatateur, et produit un afflux sanguin caractéristique à la face ; la pression artérielle s'abaisse, et les battements cardiaques s'accélèrent ; en même temps, le cerveau est excité. — On l'emploie surtout dans les accès de l'angine de poitrine, ces accès étant causés par l'ischémie des artères coronaires, et le nitrite d'amyle dilatant les artères ; on l'a donné encore dans les syncopes, dans le mal de mer, etc. — On l'administre en inhalations sur un mouchoir, à la dose de 5 à 10 gouttes. La nitroglycérine a les mêmes effets.

CHAPITRE VIII

EXCITO-MUSCULAIRES

Ergot de seigle (*Claviceps purpurea*). — Champignon qui se développe sur les fleurs du seigle, dont on emploie le mycélium, lequel se présente sous la forme d'un corps allongé recourbé, brun violet, cassant. On en a retiré plusieurs principes mal déterminés ; les ergotines sont des extraits aqueux (ergotine de Bonjean) ou alcoolique (ergotine de Wigers) d'ergot de seigle. — Son action se manifeste surtout sur l'utérus et sur la circulation : sur l'utérus, il détermine les contractions de ses fibres lisses, lorsque sa cavité est dilatée et ses parois hypertrophiées, comme dans la grossesse ; sur la circulation, il resserre les petits vaisseaux, cette action vaso-constrictive amenant l'élévation de la pression artérielle avec ralentissement des battements du cœur. L'intoxication aiguë ou chronique par l'ergot de seigle, ou ergotisme, se manifeste par des troubles nerveux et circulatoires, qui peuvent aller jusqu'aux convulsions et à la gangrène par resserrement et oblitération des artères ; le tannin a été recommandé comme antidote. — L'ergot de seigle est d'un emploi fréquent en obstétrique; mais les contractions de l'utérus ne doivent pas être provoquées dans le but de favoriser l'expulsion de l'enfant, du placenta ou de caillots sanguins ; l'ergot doit être exclusivement employé pour prévenir ou arrêter les hémorrhagies puerpérales. Il réussit également dans les autres hémorrhagies, administré à l'intérieur ou à l'extérieur ; on l'emploie encore pour relever la tension artérielle et dans le traitement des fibromyomes utérins. — En obstétrique, on donne surtout la poudre d'ergot de seigle, à la dose de 1 à 2 grammes en 3 prises, à dix minutes d'intervalle; l'ergotine se donne à la même dose pour l'absorption stomacale. Enfin on se sert fréquemment des injections hypodermiques de 0^{gr},10 d'ergotine Bonjean ou de 0^{gr},001 à 0^{gr},002 d'ergotinine Tanret.

Hamamelis virginica. — Réussit fort bien pour arrêter les hémorrhagies, par vaso-constriction. S'emploie à la dose de 4 à 8 grammes d'extrait fluide ; 0gr,05 à 0gr,20 d'extrait sec (hamaméline); 10 à 40 gouttes de teinture à 1/10.

Vératrine. — Alcaloïde de plusieurs espèces du genre *Veratrum*, de la famille des Colchicacées ; poudre blanche, cristalline, soluble dans l'alcool et l'éther. — Tandis que l'ergot de seigle agit exclusivement sur les fibres lisses (utérus, iris, parois vasculaires), la vératrine agit sur les muscles striés, dont la contraction augmente en énergie et en durée, et peut même aller jusqu'à l'état tétanique du muscle ; le muscle cardiaque, en particulier, est soumis à cette action, par laquelle les battements du cœur deviennent plus lents et plus forts. Cette période d'excitation musculaire peut être suivie d'une période de paralysie. — On l'emploie comme antipyrétique dans le rhumatisme articulaire aigu, mais surtout comme antinévralgique. On donne la vératrine sous forme de pilules de 1 milligramme (3 à 10 par jour).

CHAPITRE IX

MODIFICATEURS DE LA NUTRITION

Ils se partagent en deux groupes :

1° Les *réparateurs de la nutrition* ou *toniques*, qui existent à l'état normal dans nos tissus et qu'on emploie en thérapeutique pour faciliter les actes normaux de la nutrition (assimilation ou désassimilation);

2° Les *altérants de la nutrition*, qui, au contraire, agissent sur la nutrition en la troublant.

Article Ier. — Réparateurs de la nutrition
ou toniques.

Oxygène. — Gaz incolore, inodore, insipide, peu
soluble dans l'eau. — En dehors de son rôle physiologique si important sur la nutrition en général,
l'oxygène s'emploie en thérapeutique, principalement dans l'asphyxie, quelle qu'en soit l'origine :
strangulation, submersion, intoxications, notamment
par l'oxyde de carbone, etc. ; il calme la dyspnée dans
un grand nombre de maladies de l'appareil respiratoire ; enfin, Demarquay avait essayé d'utiliser ses
propriétés antiseptiques. — L'oxygène s'administre
en inhalations, à l'aide de ballons remplis de ce gaz;
on donne aussi l'eau oxygénée, liquide incolore,
inodore, de consistance sirupeuse, et ayant une saveur métallique particulière, employée à l'intérieur,
à la dose de 5 à 30 grammes, dissoute dans huit fois
son volume d'eau ordinaire. L'eau oxygénée est
surtout employée comme antiseptique.

Ferrugineux. — Le fer existe normalement dans
l'organisme, qui en contient environ 3 grammes; il
provient exclusivement de l'alimentation et se trouve
fixé dans l'hémoglobine des globules rouges ; sa
quantité augmente avec l'alimentation azotée et diminue dans certaines maladies, telles que le rhumatisme articulaire aigu, l'anémie, la chlorose. Le fer
se combine dans l'estomac avec les acides du suc
gastrique, puis dans l'intestin, de protochlorure ou
de lactate se transforme en albuminate ou pepto-
nate solubles et assimilables. Il augmente très notablement le nombre des globules rouges, et, par
suite, le sang fixant une plus grande quantité
d'oxygène, la nutrition générale se trouve favori-
sée. — Le fer, augmentant le nombre des globules

sanguins, se trouve naturellement indiqué dans l'anémie : chlorose, hémorrhagies, convalescence de maladies graves, etc., ainsi que dans l'hémophilie. Il est contre-indiqué dans les affections fébriles et dans les maladies du cœur. L'emploi, si fréquent autrefois, du perchlorure de fer comme hémostatique, doit être très réservé. — Les préparations martiales sont très nombreuses ; les unes sont insolubles : limaille de fer ou fer réduit par l'hydrogène ($0^{gr},05$ à $0^{gr},50$ par jour) ; carbonate de fer (pilules de Blaud, de Vallet, 1 à 5 par jour, chacune contenant $0^{gr},05$) ; safran de Mars apéritif, éthiops martial ($0^{gr},05$ à $0^{gr},50$) ; protoxalate de fer ($0^{gr},20$ à $0^{gr},40$). Les autres sont solubles : protochlorure ($0^{gr},10$ à $0^{gr},20$) ; perchlorure presque exclusivement employé à l'extérieur en solution au trentième ; lactate, citrate, tartrate ($0^{gr},20$ à $0^{gr},50$) ; enfin, l'iodure de fer administré sous forme de pilules de Blancard, de $0^{gr},05$, ou de sirop contenant $0^{gr},10$ par cuillerée à bouche. D'autre part, il existe un grand nombre d'eaux minérales ferrugineuses, dans lesquelles le fer existe à l'état de bicarbonate (Bussang, Orezza, Spa, La Malou, etc.), de crénate (Forges), de sulfate (Auteuil, Passy).

Chlorure de sodium (NaCl). — C'est un élément essentiel de l'organisme, existant dans tous les liquides, notamment dans le sang ; il retarde la destruction des globules rouges, favorise l'absorption des liquides alimentaires contenus dans l'intestin, et augmente le chiffre de l'urée. On l'emploie surtout dans toutes les manifestations de la diathèse arthritique (goutte, gravelle urique, lithiase biliaire, rhumatisme), principalement sous forme d'eaux minérales (Bourbonne, Uriage, Baden, Bourbon-Lancy, Luxeuil). Le chlorure de sodium entre, en outre, dans la composition de la plupart des sérums artificiels. Le chlorure de potassium et le chlorure d'ammonium ont la même action, mais sont moins employés.

Bicarbonate de soude (CO_3NaH). — Sel blanc, cristallisant en prismes anhydres, de saveur salée et alcaline, soluble dans l'eau. C'est le médicament alcalin par excellence. Dans l'estomac, sous l'influence des acides chlorhydrique et lactique du suc gastrique, il se transforme en chlorure et lactate ; mais, à dose un peu élevée, une partie seulement se transforme ainsi, et c'est alors seulement qu'il agit vraiment comme alcalin. En même temps la sécrétion stomacale est augmentée, et la nutrition d'une manière générale est stimulée. — La médication alcaline est nettement indiquée dans la diathèse urique (goutte, gravelle), et la lithiase biliaire; dans le diabète et le rhumatisme articulaire aigu il a été employé avec succès; mais c'est surtout dans les maladies de l'estomac, et en particulier, la dyspepsie putride et la dyspepsie acide, qu'il a fourni d'excellents résultats. — On le donne soit en poudre, à la dose de 1 à 10 grammes, soit surtout sous forme d'eaux minérales alcalines, dont les principales sont : Vichy, Vals, Saint-Alban, Mont-Dore, etc. Le bicarbonate de potasse est moins employé. Les carbonates neutres s'emploient surtout pour l'usage externe, en bains alcalins (200 à 800 grammes), ou en pommade à 1/5.

Les lavages de la bouche avec une solution de bicarbonate de soude ou avec l'eau de Vichy, pourront être conseillés chez certaines personnes où le milieu buccal est très acide.

Phosphore. — Le phosphore blanc ordinaire ou officinal se présente sous la forme de bâtons prismatiques qu'on conserve sous l'eau; insoluble dans l'eau, il est soluble dans l'alcool, l'éther et surtout le sulfure de carbone. — Se rencontre en assez grande quantité dans l'organisme, sans qu'on connaisse exactement son action. L'intoxication par le phosphore se rencontre fréquemment chez les ouvriers qui le manipulent ; elle est caractérisée par la dégénérescence graisseuse du foie, du cœur, des reins, des vaisseaux, et, par-dessus tout, par la nécrose, dite phosphorée, des os, en particulier des maxillaires (1). On administre des vomitifs et des purgatifs non huileux, puis du sulfate de cuivre ou de l'essence de térébenthine. — Vanté comme anaphrodisiaque, il est peu employé à cause de sa toxicité ; on lui préfère l'acide phosphorique (limonade phosphorique à 2 p. 1000), les hypophosphites de chaux, de soude (0^{gr},25 à 0^{gr},50) et surtout les phosphates.

Phosphates. — On emploie exclusivement les trois phosphates calcaires (phosphates mono, bi, tri-calciques). Le phosphate de chaux existe dans toute cellule, mais surtout dans le squelette ; il entre en effet dans la composition des os dans la proportion d'environ 60 p. 100 ; comme pour le phosphore, sous l'influence des phosphates, chez les animaux, on voit les cartilages au lieu de former du tissu spongieux, former d'emblée du tissu compact ; et c'est à un défaut de phosphates qu'on attribue, chez l'homme, le rachitisme et l'ostéomalacie. — De là les principales indications des phosphates dans le rachitisme, l'ostéomalacie, la carie des os, dans les fractures, pour hâter la formation du cal. — On donne le phosphate de chaux, soit en poudre (0^{gr},50 à 1 gramme), soit sous forme de sirop de chlorhydrophosphate ou de lactophosphate de chaux, pour faciliter son assimilation.

Le phosphate de chaux entre dans la composition de quelques poudres dentifrices.

(1) Voir Frey, *Pathologie de la bouche et des dents* (*Manuel du chirurgien dentiste*).

Huile de foie de morue. — S'obtient avec les foies du *Gades morrhua*, de la tribu des Galoïdes, par compression et par ébullition ; on en distingue trois variétés : l'huile blanche, l'huile blonde, l'huile brune ; la première est moins désagréable au goût, mais aussi moins active. L'huile de foie de morue contient, outre un grand nombre d'acides gras, des sels biliaires, des traces de brome, d'iode et de phosphore, enfin des alcaloïdes, notamment la morrhuine. — Comme tous les corps gras, substances thermogènes, elle produit une plus grande activité de la nutrition ; mais en outre elle présente des résultats particulièrement favorables qu'elle doit sans doute à ses alcaloïdes, et qui doivent la faire préférer ; malheureusement elle n'est pas toujours supportée, et produit alors des vomissements et de la diarrhée. — Dans toutes les maladies caractérisées par une altération de l'état général, et, en particulier, dans la tuberculose, l'huile de foie de morue donne de bons résultats. — On la donne à la dose de 20 à 40 grammes par jour ; on en a préparé un extrait, sous le nom de morrhuol.

Glycérine ($C^3H^8O^3$). — Alcool triatomique ; liquide incolore, inodore, sirupeux, sucré, soluble dans l'eau et l'alcool et dissolvant lui-même un grand nombre de corps. — On s'en sert principalement comme excipient pour injections hypodermiques, badigeonnages, etc. A l'intérieur, c'est un aliment d'épargne qui présente sur les autres corps gras l'avantage d'être directement assimilable ; on l'a utilisée comme tel dans les maladies fébriles, à la dose de 20 à 40 grammes par jour.

La glycérine forme le plus souvent l'excipient des collutoires.

Acide chlorhydrique (HCl). — Il se trouve normalement dans le suc gastrique, et facilite l'action de la pepsine. Par suite on l'administre souvent, concurremment avec la pepsine, comme eupeptique ; il est indiqué dans la dyspepsie putride, caractérisée par de l'hypochlorhydrie. On le donne en solution à 3 ou 4 p. 1000.

Amers. — On désigne sous ce nom plusieurs médicaments amers qui ont la propriété d'augmenter l'appétit, par excitation des sécrétions stomacales, et qui par suite sont prescrits dans les dyspepsies et l'anorexie. On les distingue en amers purs (gentiane, colombo, quassia amara, etc.), amers astringents (noyer, peuplier, etc.), et amers aromatiques (angusture vraie, cascarille, absinthe, houblon, camomille, etc.).

ARTICLE II. — ALTÉRANTS.

Iode. — Il se présente sous forme de petites paillettes brillantes, grises, à éclat métallique, émettant des vapeurs violettes à la température ordinaire, solubles dans l'alcool, l'éther, le chloroforme, les solutions d'iodure de potassium, colorant l'amidon en violet. — Il irrite la peau et les muqueuses, et ne s'emploie guère qu'à l'extérieur en badigeonnages ou en injections, notamment dans l'hydrocèle vaginale. — On se sert de la teinture d'iode, solution alcoolique au 1/12, qui pour ne pas s'altérer, doit être conservée dans un endroit frais, et à l'abri de la lumière, ou de la pommade iodée à 1 p. 8.

Gargarisme iodé.

Teinture d'iode................ 10 grammes
Glycérine...................... 10   —
Décocté de roses de Provins.. 300   —

Iodure de potassium (KI). — Cristaux cubiques blancs, amers, solubles dans l'eau et l'alcool ; non volatil. Pur, il n'est pas irritant ; mais lorsqu'il contient de l'iodate, il dégage de l'iode et produit de la douleur et des vomissements. Son élimination amène parfois de l'hypersécrétion salivaire, de l'engorgement des parotides, un catarrhe pituitaire ou oculaire, de l'acné, de la céphalalgie ; accidents qui, lorsqu'ils sont très marqués, constituent l'intoxication connue sous le nom d'iodisme. — C'est le médicament spécifique des accidents tertiaires de la syphilis ; on lui associe parfois le mercure, sous le nom de médication mixte. A côté de cet usage si important, on l'a proposé encore dans le goitre endémique, la scrofule, l'artério-sclérose (lésions aortiques, angine de poitrine), l'asthme, le saturnisme, le rhumatisme, etc., dans lesquels il a fourni des résultats variables et récemment dans l'actinomycose, affection où il aurait été employé avec grand succès. On le donne sous forme de sirop (0^{gr},50 à 4 grammes par jour), ou en solution dont chaque cuillerée à bouche contient 1 gramme d'iodure.

— Les effets de l'iodure de sodium sont identiques, avec cet avantage que les sels de sodium, quoique moins usités, sont moins toxiques que les sels de potassium.

Mercuriaux. — On désigne sous ce nom le mercure et les composés qui agissent par le mercure.

Mercure. — Le mercure s'absorbe soit par le tube digestif, soit par la peau, en frictions mercurielles. Dans l'intoxication aiguë ou chronique par les mercuriaux, on a observé des troubles du système nerveux : vertiges, tremblements, hallucinations, névralgies, convulsions, anesthésie, paralysie musculaire, etc. ; l'élimination du mercure par les glandes salivaires s'accompagne fréquemment de la salivation mercurielle qui peut déterminer de la stomatite, avec le liséré gingival caractéristique, accidents qu'on combattra par l'antisepsie buccale (voir *Mémorial thérapeutique*). Dans l'intoxication aiguë, après un vomitif, on administrera l'hydrate de sulfure de fer ou bien un mélange de fer en poudre et de fleur de soufre. — Le mercure est le médicament spécifique des accidents primaires et secondaires de la syphilis, comme l'iodure de potassium est celui de la syphilis tertiaire ; son efficacité, longtemps combattue, est de nos jours à peu près universellement reconnue, principalement dans la syphilis secondaire, dans laquelle il hâte incontestablement la guérison des accidents. A l'extérieur, on l'emploie contre les parasites du cuir chevelu et du système pileux en général. — On emploie le mercure en nature (onguent napolitain, pilules de Sédillot, emplâtre de Vigo) ; mais le plus souvent on le donne à l'intérieur sous forme d'iodures (action combinée de l'iode et du mercure) : protoiodure ($0^{gr},05$ à $0^{gr},20$), biiodure ($0^{gr},01$ à $0^{gr},03$), iodure double de mercure et de potassium (sirop de Gibert, dont chaque cuillerée à bouche contient $0^{gr},01$ de biiodure et $0^{gr},50$ d'iodure de potassium).

CALOMEL (Précipité blanc, protochlorure de mercure. $HgCl$). — Poudre jaunâtre, insoluble dans l'eau, l'alcool et les acides dilués. Son absorption se fait partie en mercure, partie en bichlorure ou sublimé. Outre les applications communes à tous les mercuriaux, il est très fréquemment employé comme purgatif, surtout chez les enfants, à la dose de $0^{gr},30$ à $1^{gr},50$ en poudre ou en pilules. Nous avons vu plus haut que le calomel est un anthelminthique très efficace (V. p. 72).

Arsenicaux. — Les plus employés sont : l'acide arsénieux et les arséniates de soude et de potasse. Sous l'influence des arsenicaux, on observe un engraissement, qui s'accompagne souvent de dégénérescence graisseuse des viscères; son action sur les os est analogue à celle du phosphore; enfin, on a constaté la diminution des globules rouges. La tolérance de l'arsenic peut s'établir avec des doses progressives; mais les arsenicophages ne tardent pas à présenter les phénomènes des intoxications professionnelles ou accidentelles : tremblements, secousses musculaires, diminution de la sensibilité, paralysie, entérite cholériforme, etc. Dans l'empoisonnement, après avoir évacué l'estomac par les vomitifs ou la pompe stomacale, on administrera l'hydrate de peroxyde de fer et de magnésie, puis un purgatif. — Après le quinquina, l'arsenic est le meilleur médicament contre les fièvres intermittentes; on l'a donné dans la chorée, l'asthme, l'épilepsie; associé au fer, il a été employé dans la chloro-anémie; enfin, c'est un agent d'épargne qui, comme tel, est utilisé pour combattre la dénutrition, notamment dans la tuberculose. Pour l'usage externe, voir *Caustiques*, p. 146.

ACIDE ARSÉNIEUX. — On donne l'acide arsénieux progressivement, à la dose de $0^{gr},001$ à $0^{gr},01$; les granules de Dioscoride renferment $0^{gr},002$ d'arsenic.

ARSÉNITE DE POTASSE. — L'arsénite de potasse, en solution à 1 p. 100, constitue la *liqueur de Fowler* qui se donne à la dose de 2 à 20 gouttes ($0^{gr},001$ à $0^{gr},01$ d'arsénite de potasse).

La *liqueur de Pearson* est de même une solution à 1 p. 500 d'arséniate de soude (dose : 1 à 5 gr.).

Enfin, les principales sources contenant de l'arsenic sont celles de la Bourboule, du Mont-Dore, de Plombières et de Vichy.

CHAPITRE X

MODIFICATEURS GASTRO-INTESTINAUX

Ils agissent sur les mouvements ou sur les sécrétions de l'estomac, de l'intestin et de ses annexes. On les divise en vomitifs, purgatifs, anticathartiques et cholagogues.

ARTICLE Ier. — VOMITIFS.

Émétique ou tartre stibié : tartrate double d'antimoine et de potasse. — Il se présente sous la forme de beaux cristaux, s'effleurissant à l'air, insolubles dans l'alcool, mais se dissolvant dans l'eau, surtout à chaud. — Sans qu'on en connaisse parfaitement le mécanisme, l'émétique produit des vomissements, qu'on l'administre par la voie stomacale ou en injections intraveineuses ; ces vomissements s'accompagnent de prostration ; on constate de la diarrhée, des sueurs ; le pouls devient petit, la respiration superficielle. La tolérance de l'émétique peut faire que, dans certains cas, les vomissements ne se produisent pas. — Les indications sont celles de tous les vomitifs : pyrexies, intoxications, etc. Il a l'inconvénient d'exercer une action dépressive sur le système nerveux. — La dose vomitive est de 0^{gr},05 à 0^{gr},15 dans un demi-verre d'eau tiède ; la dose purgative est de 0^{gr},15 dans un litre d'eau.

On emploie souvent à la place de l'émétique, le *kermès minéral* (oxyde d'antimoine, sulfure d'antimoine et sulfures alcalins), l'oxyde blanc d'antimoine et le *soufre doré* (pentasulfure) d'antimoine, à la dose de 0^{gr},20 à 2 grammes dans une potion.

Ipécacuanha. — On désigne sous ce nom la racine de plusieurs végétaux de la famille des Rubiacées; on en distingue trois sortes commerciales, correspondant à trois espèces botaniques : l'ipéca annelé (*Cephelis ipecacuanha*), l'ipéca strié (*Psychotria emetica*), l'ipéca ondulé (*Richardsonia brasiliensis*). Leur principe actif commun est l'émétine, qu'on en a extrait sous forme d'une poudre blanche, jaunissant à l'air, soluble dans l'alcool et le chloroforme. — Les effets physiologiques de l'ipécacuanha sont semblables à ceux de l'émétique, avec une intensité moindre, et une action moins dépressive sur le système nerveux : les vomissements sont moins rapides, mais de plus longue durée; ils s'accompagnent souvent de diarrhée; comme l'émétique, lorsqu'il est dilué dans une grande quantité d'eau, son action est exclusivement purgative.

Outre les indications communes à tous les vomitifs, l'ipécacuanha a produit des résultats particulièrement favorables dans la dysenterie aiguë et chronique, les diarrhées catarrhales et les hémoptysies.

La poudre d'ipéca se donne à la dose de $0^{gr},50$ à 2 grammes, en deux ou trois prises; pour les enfants, le sirop d'ipéca à 4/100, dont chaque cuillerée à bouche contient $0^{gr},80$ d'ipéca, est préférable.

Apomorphine ($C^{17}H^{17}AzO^2$). — C'est de la morphine déshydratée qu'on obtient lorsqu'on chauffe celle-ci à 150° avec de l'acide chlorhydrique concentré; poudre blanche, soluble dans l'alcool et l'éther, devenant verdâtre à l'air, et perdant ses propriétés à l'humidité. — Les vomissements qu'elle provoque sont rapides, non précédés de nausées, non suivis de prostration, ne s'accompagnent pas de diarrhée; elle présente l'avantage de produire le vomissement par injection hypodermique, sans irritation locale. Les injections sont de $0^{gr},005$ à $0^{gr},01$.

On a encore employé comme vomitifs le sulfate de cuivre pur ou ammoniacal, l'oxyde et le sulfate de zinc.

ARTICLE II. — PURGATIFS.

L'action purgative est caractérisée par la fluidité et la fréquence d'expulsion des matières contenues dans l'intestin, fluidité et fréquence d'expulsion qui sont produites par l'augmentation des liquides intestinaux et l'accélération des mouvements péristaltiques de l'intestin.

L'emploi répété des purgatifs, notamment des purgatifs salins, est souvent suivi de constipation.

Les applications thérapeutiques des purgatifs sont très nombreuses : tout d'abord, ils agissent mécaniquement dans la constipation (sans toutefois s'adresser à la cause dont cette constipation n'est que le symptôme), et pour débarrasser l'intestin des helminthes. A côté de cet emploi mécanique, on les utilise, pour provoquer une dérivation sanguine, dans les congestions et hémorrhagies cérébrales, et, d'une manière générale, dans les congestions ou inflammations de tous les viscères : poumons, foie, rate, reins, utérus, etc. Les purgatifs sont encore indiqués dans les épanchements : pleurésie, péricardite, ascite, œdèmes, pour abaisser la pression vasculaire par la résorption des liquides extravasculaires. Lorsqu'on veut établir l'antisepsie intestinale, avant d'administrer le salol, le naphtol ou leurs composés, il faut procéder à un lavage préalable de l'intestin, et c'est aux purgatifs qu'on s'adresse pour remplir cette indication. Enfin, dans l'occlusion intestinale et l'étranglement herniaire, les purgatifs ont pu, dans certains cas, lever l'obstacle en excitant les mouvements intestinaux; mais souvent le résultat est contraire et l'obstacle resserré.

On classe les purgatifs, d'après l'intensité de leur action, en purgatifs doux, moyens et forts :

1° **Purgatifs doux ou laxatifs.** — Les principaux sont :

Les graines de *moutarde blanche;*

Le *charbon végétal;*

La *manne*, purgatif sucré, constitué par le sucre qui s'écoule de divers frènes (manne en larmes ou en sortes, 30 à 100 gr.);

Et surtout les purgatifs huileux :

Huile d'olive;

Huile d'amandes douces;

Huile de ricin qu'on extrait des graines du *Ricinus communis*, de la famille des Euphorbiacées, et qu'on donne à la dose de 30 à 60 grammes dans du café noir sucré.

2° **Purgatifs moyens.** — Ce sont d'abord les purgatifs salins :

Sulfate de soude ou sel de Glauber;

Sulfate de magnésie ou sel d'Epsom, de Sedlitz (30 à 60 gr.);

Magnésie calcinée;

Magnésie blanche ou carbonate de magnésie (4 à 10 gr.);

Citrate de magnésie, dont on fait des limonades purgatives (limonade Rogé);

Sel de Seignette ou tartrate double de potasse et de soude (15 à 30 gr.).

Les eaux minérales purgatives sont très nombreuses; elles doivent leurs propriétés au sulfate de magnésie (Rakoczy, Hunyadi-Janos, Sedlitz, Pulna, Epsom), au sulfate de soude (Marienbad, Carlsbad, etc.); enfin, un grand nombre sont des eaux chlorurées (Bourbonne, Wiesbaden, Saint-Gervais, Châtel-Guyon, Bourbon-Lancy, Uriage, etc.).

A côté des purgatifs salins, on trouve encore

parmi les purgatifs moyens : le *calomel* (voir *Mercuriaux*, p. 121).

La *rhubarbe*, racine du *Rheum palmatum*, de la famille des Polygonacées, qui agit par l'acide chrysophanique et, à faible dose, favorise la digestion (2 à 4 gr. de poudre, 1 à 2 gr. d'extrait, 1 à 2 cuillerées à bouche de sirop de rhubarbe composé, chez les enfants) ;

Le *séné*, feuilles ou fruits de plusieurs végétaux du genre *Cassia*, de la famille des Légumineuses (5 à 15 gr. en infusion) ;

Le *nerprun* (20 à 60 gr. de sirop), etc.

3° Purgatifs forts ou drastiques. — Ils déterminent une vive inflammation du tube intestinal et s'accompagnent de coliques assez prononcées. Les plus employés sont :

L'*huile de croton*, très irritante, qu'on extrait des graines du *Croton tiglium*, de la famille des Euphorbiacées et qui agit surtout sur l'intestin grêle (0^{gr},05 à 0^{gr},20 par doses fractionnées, en pilules ou en potion huileuse de 30 à 100 gr.) ;

L'*aloès*, substance résineuse très amère, suc de plusieurs plantes de la famille des Liliacées (*Aloe socotorina, A. vulgaris, A. africana*) et qu'on distingue dans le commerce en : aloès soccotrin, aloès des Barbades, aloès du Cap ; à dose faible, il agit comme amer et combat l'inappétence ; à la dose de 0^{gr},20 à 1 gramme, en poudre ou en pilules, il purge, son action portant surtout, au contraire de l'huile de croton, sur le gros intestin, et ne se produisant que douze heures environ après son ingestion ;

La *coloquinte*, fruit du *Cucumis colocynthis*, de la famille des Cucurbitacées (0^{gr},10 à 0^{gr},75 de poudre ; 1 à 8 gr. de teinture) ;

Le *jalap*, racine de l'*Exogonium officinale*, de la famille des Convolvulacées ; le *turbith végétal*, racine de l'*Ipomée turbith*, de la même famille, comme aussi la *scammonée*, qui est une gomme-résine extraite du *Convolvulus scammonia*, qui se donnent aux mêmes doses (0^{gr},20 à 1 gr. de poudre de racine ; ou 0^{gr},20 à 0^{gr},50 de résine) et qui s'emploient le plus souvent sous forme d'*eau-de-vie allemande*, mélange de turbith, de jalap, de scammonée et d'alcool (10 à 30 gr.);

Le *podophylle*, rhizome et racines du *Podophyllum peltatum*, de la famille des Berbéridacées, qu'on donne en nature (0^{gr},50 à 1 gr.) ou sous forme de *podophylline*, qui est son principe actif (0^{gr},05 à 0^{gr},10);

Les bulbes de *colchique* (*Colchicum autumnale*), **de** la famille des Liliacées, qu'on donne surtout sous forme de colchicine, poison violent qu'on en a extrait, et qui a donné de bons résultats dans la goutte (0^{gr},001 à 0^{gr},002 de colchicine; 0^{gr},05 à 0^{gr},20 de poudre de colchique; 1 à 8 gr. de teinture de colchique à 1/8).

ARTICLE III. — ANTICATHARTIQUES.

Agents qui, contrairement aux purgatifs, diminuent la sécrétion intestinale, sans agir, d'ailleurs, contre la cause de la diarrhée qu'ils combattent.

Bismuth. — On n'emploie que les sels insolubles : le sous-nitrate et le sous-carbonate, et aussi, depuis quelque temps, le salicylate; on retrouve la plus grande partie de ces sels à l'état de sulfure de bismuth, dans les matières fécales, auxquelles elles donnent une coloration noire caractéristique. Son action anticathartique est très diversement interprétée, suivant les différents auteurs, qui l'attribuent à ses propriétés astringentes, à ses propriétés antiseptiques, à sa décomposition chimique, à son action mécanique, etc. En outre, les sels de bismuth sont employés comme absorbants, analogues au charbon végétal, dans le météorisme et la dyspepsie flatulente. On s'en sert rarement à l'extérieur comme antiseptique. — On donne le sous-nitrate, le sous-carbonate ou enfin le salicylate de bismuth, ce dernier préférable comme antiseptique intestinal, à la dose de 1 à 20 grammes par jour.

Les autres anticathartiques les plus employés sont le *phosphate de chaux*, à la dose de 10 à 20 grammes, *l'eau de chaux*, et l'opium (*diascordium*).

ARTICLE IV. — CHOLAGOGUES.

Médicaments augmentant la sécrétion et l'excrétion de la bile, et qu'on emploie surtout dans les intoxications, et dans les maladies du foie (lithiase biliaire, ictère catarrhal, hépatites).

Les principaux cholagogues sont : l'*essence de térébenthine*, le *chlorate de potasse*, le *benzoate* et le *salicylate de soude*.

CHAPITRE XI

MODIFICATEURS DE LA SÉCRÉTION URINAIRE

Ce sont les agents qui augmentent la sécrétion urinaire.

Ils sont employés pour éliminer les produits nuisibles : toxines des fièvres infectieuses, urates de la goutte, bile de l'ictère, substances toxiques des empoisonnements, etc. ; et aussi pour faciliter la résorption des liquides épanchés (médication antihydropique), notamment dans les maladies du cœur. On peut diviser les diurétiques, d'après leur mode d'action, en deux classes :

1° Les *diurétiques mécaniques*, qui agissent en élevant la pression artérielle, soit par augmentation de la force d'impulsion du cœur, soit par vaso-constriction.

2° Les *diurétiques agissant sur le rein*.

ARTICLE Ier. — DIURÉTIQUES MÉCANIQUES.

Parmi tous les vaso-constricteurs, et d'une manière générale, parmi tous les médicaments qui élèvent la pression artérielle, les plus employés comme diurétiques, sont :

La *digitale* (voir *Cardio-vasculaires*, p. 110) dont l'action diurétique ne s'exerce pas chez l'homme sain, mais seulement lorsqu'il y a des hydropisies cardiaques ;

La *scille*, fréquemment employée sous forme de vin scillitique, vinaigre scillitique, vin diurétique amer de la Charité, pilules de scille et de digitale, etc.

ARTICLE II. — DIURÉTIQUES AGISSANT SUR LES REINS.

Les principaux sont :

L'*alcool;* le *vin ;* le *lait* et la *lactose* (50 à 100 gr.) ;

Les *carbonates alcalins* (5 à 10 gr.) ; et surtout le *nitrate de potasse* (2 à 10 gr.) ;

Le *chlorate de potasse* (5 à 10 gr.), plus employé en gargarismes, en particulier dans la stomatite mercurielle, dont il est le médicament spécifique;

Les sels de *strontium* (5 à 10 gr.);

Et enfin quelques plantes qui renferment du nitrate et du chlorate de potasse : *pariétaire, bourrache, asperge* (10 gr. pour un litre); *genêt* (10 à 20 gr. de fleurs en infusion).

CHAPITRE XII

MODIFICATEURS DE LA SÉCRÉTION SUDORALE

Jaborandi. — *Pilocarpus pinnatus*, arbrisseau du Brésil, de la famille des Rutacées, de découverte récente. On en a extrait le principe actif, qui est un alcaloïde, la pilocarpine ($C^{11}H^{16}Az^2O^3$), liquide visqueux, incolore, soluble dans l'eau. — C'est le sudorifique par excellence; par son action sur les nerfs sécréteurs, il provoque l'hypersécrétion non seulement de la sueur, mais aussi de la salive et des larmes; en outre, il rétrécit la pupille, se montrant ainsi doublement antagoniste de l'atropine, qui est antisudorifique et mydriatique. — Comme sialagogue, le jaborandi rend des services dans la sécheresse de la bouche et du pharynx, avec soif vive, qui accompagne certaines angines, les maladies fébriles, le diabète sucré, etc. Comme sudorifique, on l'emploie pour compléter ou suppléer la sécrétion urinaire, dans le mal de Bright avec anurie, et dans les diverses hydropisies, concurremment avec les diurétiques. Dans toutes les intoxications, et en particulier, dans le saturnisme, le jaborandi a donné de bons résultats; on l'a appliqué avec succès au traitement de l'angine diphtérique; enfin, en ophtalmologie, on l'emploie, comme produisant le myosis, dans les mêmes cas que l'ésérine, alcaloïde de la fève de Calabar. — On donne les feuilles de jaborandi (2 à 6 gr. pour infusion), ou l'extrait ($0^{gr},50$ à $1^{gr},50$), ou encore le chlorhydrate ou le nitrate de pilocarpine, à la dose de $0^{gr},01$ à $0^{gr},02$, par la voie buccale ou en injections hypodermiques.

C'est un fait d'observation usuelle que la chaleur

et les *boissons chaudes* sont sudorifiques, ces dernières agissant d'ailleurs par leur chaleur bien plus que par les substances diverses employées à leur préparation (*salsepareille, bourrache, cynoglosse, sureau, bardane*, etc.).

Le meilleur antisudorifique est l'*atropine* (Voir *Modérateurs nervins*, p. 98), dont la pilocarpine est l'antagoniste direct, et qui est d'un usage fréquent contre les sueurs nocturnes des phtisiques, et aussi contre l'hyperhydrose locale.

CHAPITRE XIII

MODIFICATEURS BRONCHIQUES ET GÉNITO-URINAIRES

On désigne sous ce nom les médicaments employés dans les maladies des muqueuses respiratoires et génito-urinaires, la thérapeutique de ces dernières tendant d'ailleurs à devenir exclusivement chirurgicale.

Parmi les médicaments bronchiques, il en existe un grand nombre qui sont employés comme modérateurs de la toux ; ce sont : la *morphine*, la *codéine*, l'*atropine*, la *cocaïne* en badigeonnages ; puis une foule de tisanes qu'on distingue en pectorales (*mauve, guimauve, tussilage*, etc.), et en mucilages (*jujubes*, etc.).

Mais les médicaments bronchiques les plus fréquemment employés sont des modificateurs des sécrétions :

Ils augmentent ou diminuent les sécrétions bronchiques, et ont surtout pour but de favoriser l'expulsion des mucosités, soit en les fluidifiant, soit en excitant la contraction des fibres lisses et des cils vibratiles.

Balsamiquee. — On désigne ainsi des substances résineuses qui contiennent de l'acide benzoïque ou de l'acide cinnamique. On les utilise surtout pour combattre les catarrhes pulmonaires ou laryngiens chroniques. Les principaux sont :

Le *benjoin*, résine qui s'écoule du *Styrax benjoin* de la famille des Diosporées, et est soluble dans l'alcool ; il se donne à la dose de 0gr,50 à 2 grammes, en poudre ou en pilules, ou de 2 à 8 grammes de teinture à 1/5.

Le *baume de tolu*, qui s'extrait du *Myrosperum toluiferum*, de la famille des Légumineuses, et se donne en sirop (1 à 4 cuillerées à bouche), en teinture éthérée à 1/4 (2 à 5 gr.), en enfin en fumigations.

Le *styrax*, employé surtout à l'extérieur, notamment pour les ulcères variqueux, sous forme d'onguent styrax à 1/5.

Térébenthine. — Suc résineux, volatil, s'écoulant spontanément ou par incisions de divers arbres de la famille des Conifères ou des Térébinthacées ; par distillation de ce suc résineux, on obtient un produit volatil, l'essence de térébenthine, et un résidu formé de résines, la colophane. L'essence de térébenthine ($C^{10}H^{16}$) est la partie la plus active ; c'est un liquide incolore, volatil, insoluble dans l'eau, soluble dans l'alcool et l'éther. — Son action est surtout locale ; elle est fréquemment employée dans les catarrhes vésicaux ou uréthraux, surtout dans les catarrhes chroniques ; de même dans les bronchites et pneumonies chroniques, elle a donné de bons résultats ; on l'a vantée dans les hémoptysies, dans les névralgies, et, en particulier, la névralgie sciatique ; elle forme avec l'éther la base du remède de

Durande contre les coliques hépatiques; enfin elle est employée comme antidote dans les intoxications par le phosphore. — On donne l'essence de térébenthine, surtout en capsules de 0^{gr},25 à 0^{gr},50, ou encore en émulsion (1 à 6 gr. par jour), ou en sirop à 8/100 (1 à 3 cuillerées à bouche); enfin dans les inflammations catarrhales des voies respiratoires on donne la préférence aux inhalations de vapeurs d'essence de térébenthine.

Depuis quelque temps on remplace l'essence de térébenthine par la *terpine*, qui est un hydrate d'essence de térébenthine, et le *terpinol*, qui se donnent, dans les mêmes cas, à la dose de 0^{gr},20 à 0^{gr},60 en potion.

Enfin les *bourgeons de sapin*, fréquemment employés en tisanes (20 gr. pour un litre) ont les mêmes propriétés que l'essence de térébenthine.

Goudron. — Liquide noirâtre, huileux, obtenu par la distillation des bois de pin, dont on a extrait la térébenthine: ses principes actifs sont le phénol et la créosote (Voir *Antiseptiques*, p. 73 et 76); ses indications sont celles de l'essence de térébenthine. On l'emploie sous forme d'eau de goudron à 10/1000, ou de sirop (2 à 5 cuillerées à bouche), et, dans les maladies de la peau, pour l'usage externe, sous forme de pommade ou de glycérolé à 1/4.

Copahu. — Oléo-résine, fournie par le *Copaifera officinalis*, de la famille des Légumineuses, qui renferme une essence isomère de l'essence de térébenthine et une résine (acide copahivique). Son élimination par les reins et par la peau peut produire de l'albuminurie et une roséole copahivique. Il est employé surtout dans le traitement de la blennorrhagie, au début et à la fin, mais non à la période aiguë. On le donne à la dose de 4 à 15 grammes, en capsules, en potions (potion de Chopart à 25/100) ou, si l'estomac ne le supporte pas, en lavements.

Cubèbe. — Fruit desséché du *Piper cubeba*, de la famille des Pipéracées ; moins irritant pour l'estomac que le copahu, il a les mêmes indications, mais s'emploie à plus forte dose (10 à 20 gr. en capsules), ou associé au copahu, dans le traitement de la blennorrhagie.

Eucalyptol ($C^{24}H^{20}O^2$). — Essence que l'on retire de l'*Eucalyptus globulus*, de la famille des Myrtacées ; son action est semblable à celle de l'essence de térébenthine. Ses effets sont donc analogues dans les bronchites et catarrhes des voies génito-urinaires, et aussi dans la tuberculose pulmonaire, comme antiseptique ; mais, en outre, il s'est montré particulièrement efficace dans la fièvre intermittente et le paludisme en général. On le donne en capsules (1 à 12 globules de Ramel), ou sous forme de poudre de feuilles d'eucalyptus (10 à 25 gr. en infusion). L'eucalyptol est antiseptique.

Sulfureux. — Les plus employés sont : le soufre, l'hydrogène sulfuré et les sulfures de potassium, de sodium et de calcium.

Leurs effets sont dus à l'acide sulfhydrique auquel ils donnent naissance ; ce gaz est très toxique et son absorption donne lieu chez les vidangeurs et les égoutiers à des accidents connus sous le nom de *plomb* ; son action porte principalement sur le sang, dont il réduit l'oxyhémoglobine, et sur le système nerveux, qu'il excite à faible dose et qu'il déprime, au contraire, à dose toxique ; enfin, son élimination par les bronches et la peau en active les sécrétions, et c'est sur ce fait qu'est fondée la thérapeutique des sulfureux.

Leurs indications sont très nombreuses : dans les maladies de la peau, en particulier les éruptions

d'origine arthritique, dans la goutte et le rhumatisme, dans la syphilis comme adjuvant du traitement par le mercure, dont il favorise l'élimination,
et surtout dans les affections chroniques de l'appareil
respiratoire (pneumonies, bronchites, laryngites), les
sulfureux se sont montrés très efficaces ; on les a
encore employés dans la tuberculose, les métrites,
cystites, arthrites, entorses, etc., avec un succès
inégal ; enfin l'emploi des sulfureux dans le saturnisme est classique.

Soufre. — Le soufre s'emploie surtout pour l'usage
externe, comme parasiticide, en particulier dans le
traitement de la gale, sous forme de pommade
sulfo-alcaline d'Helmerich ; à la dose de 4 à 15 grammes, il est laxatif.

Foie de soufre. — Le foie de soufre, qui sert à
préparer les bains sulfureux (5 à 200 gr.) est un
polysulfure de potassium, et principalement un
pentasulfure ; il sert encore à préparer les lotions
(5 à 15/100) et les douches sulfureuses.

Eaux sulfureuses. — Mais c'est surtout sous forme
d'eaux minérales qu'on emploie les sulfureux ; les
eaux minérales sulfureuses sont très nombreuses, et
ont pour base les sulfures de sodium, de potassium
et de calcium ; d'où leur division en *sulfurées sodiques*,
dont la plupart sont thermales et sont situées dans
les Pyrénées (Amélie-les-Bains, Barèges, Cauterets,
Saint-Sauveur, Eaux-Bonnes, Eaux-Chaudes, Ver-
net, Ax, Bagnères-de-Luchon, etc.), et en *sulfurées
calciques* (Aix-les-Bains, Allevard, Uriage).

L'action des eaux minérales sulfureuses est très
complexe et très variable avec la richesse de l'eau
en sels de diverses natures, avec sa température,
avec l'altitude, le climat de la station, enfin avec le
mode d'administration : boissons, bains, douches,
inhalations ; elles agissent toutes par l'hydrogène

sulfuré qu'elles contiennent ou qu'elles dégagent au contact de l'air.

CHAPITRE XIV

TOPIQUES

ARTICLE Iᵉʳ. — ÉMOLLIENTS.

Eau tiède. — Le meilleur des émollients est l'*eau tiède*, la température ayant une grande importance dans son action ; car, d'une part, l'eau froide (au-dessous de 12°) stimule la nutrition des éléments anatomiques, et, d'autre part, l'eau chaude (au-dessus de 50°) est irritante et agit comme révulsive. — Les gommes, les mucilages, certaines matières amylacées, absorbant et retenant beaucoup d'eau tiède, agissent comme émollients.

Gommes. — On désigne sous ce nom des composés amorphes, vitreux, d'une saveur fade, donnant à l'eau, en s'y dissolvant, une consistance mucilagineuse. Les principales espèces sont :

La *gomme arabique*, fournie par divers acacias, de la famille des Légumineuses ;

La *gomme du cerisier* ou gomme du pays, extraite de plusieurs arbres fruitiers de la famille des Rosacées ;

La *gomme adragante*, fournie par l'*Astragalus verus*, de la famille des Légumineuses.

Toutes ces gommes sont peu solubles dans l'eau, surtout à froid. — Elles servent surtout à masquer la saveur ou l'âcreté des médicaments, notamment pour les enfants ; en outre, on les donne dans les affections du pharynx et du larynx, où elles agissent en recouvrant les muqueuses d'un enduit humide protecteur. La formule la plus usitée et qui est associée, le plus souvent, à un médicament plus actif, est celle du julep gommeux :

Sirop de gomme...............	30 grammes
Gomme arabique...............	10 —
Eau de fleurs d'oranger......	10 —
Eau	100 —

La formule de la pâte de guimauve est :

Gomme arabique blanche ou du Sénégal...................	1000 grammes.
Sucre très blanc..............	1000 —
Eau filtrée...................	1000 —
Eau de fleurs d'oranger.......	100 —
Blancs d'œuf..................	N° 12

F. s. a.

La gomme arabique entre également dans la composition des pâtes de lichen, de jujube, de réglisse, etc.

Mucilages. — Les mucilages ont les mêmes propriétés physiques que les gommes; mais ils ne font que se gonfler dans l'eau, sans s'y dissoudre. Les plus employés sont : la *guimauve* et la *mauve*, de la famille des Malvacées, et dont les infusions et décoctions jouent un grand rôle dans la médecine domestique, tant pour l'usage interne que pour l'usage externe. Les mucilages existent encore dans les *semences de coing* et surtout dans les *graines de lin*, du *Linum usitatissimum*, de la famille des Linacées; ces dernières, réduites en farine, servent surtout à faire des cataplasmes.

Matières amylacées. — L'*amidon*, la *fécule de pomme de terre*, la *farine de riz*, *d'orge*, sont d'un usage courant, soit en boissons (tisane de riz contre la diarrhée), soit en cataplasmes émollients.

ARTICLE II. — ASTRINGENTS.

On donne le nom d'*astringents* à des substances qui ont pour propriété de déterminer le resserrement des tissus avec lesquels on les met en contact, d'en tarir les sécrétions, de faire diminuer le calibre des vaisseaux. Ce sont les opposés des émollients.

Les astringents coagulent les substances albuminoïdes. Les astringents se divisent en deux séries :

1° Les *astringents végétaux*, dont le type est le tannin, et les végétaux qui en renferment;

2° Les *astringents minéraux*, sels de fer, de plomb, borax, chlorate de potasse, alun.

Tannin ($C^{27}H^{22}O^{17}$). — Principe immédiat contenu dans les végétaux à saveur astringente, qu'on extrait de la noix de galle ou des roses de Provins. Au point de vue de sa constitution chimique, il représente un acide digallique. C'est une substance d'un blanc jaunâtre, incristallisable, inodore, astringente, très soluble dans l'eau. Il précipite les sels ferriques en bleu foncé presque noir (encres); il transforme les peaux en une matière imputrescible (cuir). Cette dernière action est due à la précipitation par le tannin des matières albuminoïdes; en raison de cette action on ne doit jamais associer, dans une formule, le tannin à l'albumine, la gélatine, l'émétique, non plus qu'aux alcaloïdes végétaux. — C'est l'astringent typique; comme tel, il agit sur les muqueuses, en particulier sur celle du tube digestif, favorise la cicatrisation des plaies, et provoque la coagulation immédiate du sang. — Il est surtout employé à l'extérieur, notamment sous forme de glycérolé tannique :

Tannin pulvérisé.............. 10 grammes.
Glycérolé d'amidon............ 50 —

en dermatologie, pour le pansement des plaies putrides, etc. A l'intérieur, il est employé comme antisudorifique, anurétique, et surtout comme astringent dans la diarrhée, dans l'albuminurie. Enfin il constitue un bon antidote dans un grand nombre d'empoisonnements, notamment dans les empoisonnements par les alcaloïdes : morphine, strychnine, etc. On le donne en potion, en poudre, en pilules, à la dose de 0gr,50 à 2 grammes.

La *noix de galle*, l'*écorce de chêne*, le *cachou*, le *ratanhia*, ainsi qu'un très grand nombre d'autres végétaux, ont des propriétés astringentes qui les font employer comme succédanés du tannin.

Collodion au tannin.

Tannin......................	5 grammes.
Collodion....................	45 —

Collutoire astringent (Dubois).

Tannin......................	{ ãã 5 grammes
Borate de soude.............	{
Saccharine..................	o gr. 25
Glycérine...................	5 grammes.

Collutoire astringent.

Tannin......................	5 grammes.
Alcoolat de cochléaria.......	5 —
Glycérine...................	5 —

Plomb. — Les sels de plomb employés comme astringents sont : l'acétate neutre cristallisé ou sucre de Saturne, et le sous-acétate liquide ou extrait de Saturne, ce dernier représentant une solution d'oxyde de plomb dans l'acétate de plomb. — L'action physiologique de ces sels est celle de tous les astringents : diminution des sécrétions, vaso-constriction, etc. — D'où leur emploi contre les hémorrhagies, la diarrhée, la blennorrhagie, etc. — L'extrait de Saturne, en présence de l'eau de puits, qui contient toujours de l'acide carbonique, des sulfates et des carbonates, donne lieu à un abondant précipité blanc de sulfate et de carbonate de plomb. C'est cette solution qui constitue l'*eau blanche* ou *eau de Goulard* :

>   Sous-acétate de plomb liquide.   20 grammes.
>   Eau de rivière.................   900   —
>   Alcoolat vulnéraire............   80   —

Les préparations plombiques entrent encore dans la composition des onguents, des emplâtres et du diachylon.

Perchlorure de fer (Fe^2Cl^6). — Sel volatil, soluble dans l'eau, l'alcool et l'éther ; sa solution aqueuse est jaune ; il cristallise en beaux cristaux rouges. — C'est le plus puissant des hémostatiques ; il doit cette action à sa propriété de coaguler l'albumine ; mais il a l'inconvénient d'être très caustique.

On donne le perchlorure de fer dans les hémorrhagies de toute sorte, tant externes qu'internes (hémoptysies, hématémèses, métrorrhagies, etc.); en injections, il constitue une méthode de traitement des anévrysmes.

A l'intérieur, on le donne à la dose de 10 à 25 gouttes dans 100 grammes de potion. Pour l'usage externe, la solution officinale, connue sous le nom de perchlorure de fer, marque au pèse-sel 30° Baumé, c'est-à-dire qu'elle renferme 26 grammes de perchlorure pour 74 grammes d'eau.

Alun. — C'est un sulfate double d'alumine et de potasse, qui se présente en gros cristaux blancs, à saveur astringente, plus solubles dans l'eau chaude que dans l'eau froide ; si l'on chauffe ces cristaux, ils perdent leur eau de cristallisation, et l'on obtient ainsi une masse spongieuse d'*alun calciné*. — L'alun coagule l'albumine et est très avide d'eau.

Il a les indications des autres astringents : on le donne en gargarismes (10 gr. d'alun pour 100 gr. d'eau) dans les angines ; on l'insuffle en poudre dans les laryngites ; on en fait des collyres (1/100) ; enfin l'alun constitue l'agent actif de l'*eau hémostatique de Pagliari* :

Alun....	500 grammes.
Benjoin	250 —
Eau...........................	5000 —

en lotions à l'extérieur, ou à l'intérieur, à la dose de 50 à 100 grammes par jour.

On évitera de donner l'alun en gargarisme ou en collutoire, cette substance ayant une action nocive sur les tissus durs de la dent ; on le remplacera par le borate de soude, qui jouit en outre de propriétés antiseptiques.

On utilise encore les propriétés astringentes du *sulfate de zinc* ou vitriol blanc, notamment en collyres (0^{gr},01 à 0^{gr},20 pour 30 gr.), ainsi que celles du sulfate de cadmium, du sous-nitrate de bismuth, etc.

Article III. — Révulsifs.

§ 1. — *Rubéfiants.*

La chaleur, les frictions, le froid produisent la rubéfaction ; mais les agents rubéfiants les plus employés sont les suivants :

Moutarde. — On emploie la farine provenant des graines du *Brassica nigra*, de la famille des Crucifères. Son action est due au sulfocyanure d'allyle ou essence de moutarde, qui prend naissance par la décomposition, au contact de l'eau, du myronate de potasse par un ferment, la myrosine. — Appliqués sur la peau, les sinapismes provoquent une hypérémie intense, accompagnée d'une douleur assez vive; une application trop prolongée amène la formation de phlyctènes. — On emploie la farine de moutarde en cataplasmes, en bains et surtout en sinapismes; on peut faire avec l'essence de moutarde des pommades à 1/10 ou 1/20.

Ammoniaque. — Pour que l'action de l'ammoniaque s'arrête à la rubéfaction, elle doit être diluée au moins à 1/10; on l'emploie surtout sous forme de liniment volatil, liniment ammoniacal camphré, baume Opodeldoch.

Le *sel marin*, les *acides*, les *ventouses sèches*, sont souvent employés comme agents rubéfiants.

Enfin, de nos jours, un grand nombre de nouveaux agents révulsifs sont employés en dermatologie; nous ne ferons que les mentionner; ce sont : la *chrysarobine* et l'*acide chrysophanique*, l'*ichtyol*, l'*acide pyrogallique*, la *résorcine*, etc. Le *jequirity* rend des services dans les ophtalmies chroniques.

Poivre de Cayenne. — Le poivre de Cayenne est un irritant très utile en thérapeutique dentaire (Flagg). On l'emploie sous forme de poudre renfermée dans de petits sacs de toile fine (*capsicum bags*). On peut, d'une façon plus pratique, employer de petits sinapismes formés de disques de peau de chamois de grandeur appropriée, trempés dans une solution de teinture de capsicum contenant 10 p. 100 de teinture de cantharides. On trouve ces petits sinapismes tout préparés dans les dépôts dentaires.

§ 2. — *Vésicants ou Épispastiques.*

Leur action diffère de celle des rubéfiants en ce qu'elle va jusqu'à la production de bulles et de phlyctènes.

Cantharides. — Insectes coléoptères, dont le principe actif est la cantharidine, substance cristallisable et volatile. — C'est l'agent vésicant typique ; mais, en outre de ses effets locaux, son absorption et son élimination donnent lieu à des phénomènes généraux qui portent surtout sur les voies urinaires, et qui consistent en douleurs rénales, dysurie, cystite, parfois albuminurie. — Les cantharides ne s'emploient que pour l'usage externe ; les principales préparations sont l'*emplâtre vésicatoire* :

Élémi..........................	100	grammes
Huile d'olive...................	40	—
Basilicum	300	—
Cire jaune......................	400	—
Cantharides pulvérisées........	420	—

Étendu sur de la toile, cet emplâtre forme le sparadrap vésicant ; le collodion cantharidal, et un grand nombre de teintures, pommades, liniments vésicants. — Pour prévenir les accidents urinaires, on a conseillé la poudre de camphre et le bicarbonate de soude.

Ammoniaque. — Pour produire la vésication, l'ammoniaque doit marquer 20 à 25° Baumé, et être maintenue en contact avec la peau pendant au moins un quart d'heure. On se sert aussi de la pommade ammoniacale de Gondret, qui renferme 1 gramme d'ammoniaque pour 2 grammes d'axonge. L'eau sédative est une solution à 1/9 d'ammoniaque.

On emploie encore comme révulsifs vésicants :

L'*écorce de Daphne gnidium* (garou, sainbois), qui sert à préparer la pommade épispastique au garou ;

L'écorce du *Thapsia garganica*, de la famille des Ombellifères ;

L'*huile de Croton tiglium*, vésicant très énergique, pouvant même produire des accidents, qu'on emploie en nature, ou incorporée à de l'axonge (voir p. 127).

ARTICLE IV. — CAUSTIQUES.

§ 1. — *Caustiques physiques ou actuels.*

On en distingue trois espèces :

1º **Cautères actuels.** — Ce sont les plus simples ; ils consistent uniquement en tiges d'acier, de forme variable, qu'on fait rougir au feu.

2º **Galvanocautère.**

3º **Thermocautère de Paquelin.** — Son action est fondée sur l'entretien de la chaleur d'une pièce métallique par la combustion de vapeurs d'essence de pétrole.

§ 2. — *Caustiques chimiques ou potentiels.*

Caustiques acides. — **Acide sulfurique.** — Il détruit les tissus en formant de l'eau et de l'ammoniaque aux dépens de l'oxygène, de l'azote et de l'hydrogène qu'ils renferment. S'emploie à l'état liquide ou pâteux, associé à diverses substances. Il n'est pas applicable en thérapeutique dentaire, sauf dans deux de ses préparations, l'eau de Rabel (acide sulfurique alcoolisé) qui est un astringent, et l'acide sulfurique cocaïné, caustique et anesthésique de la dentine et de la pulpe.

Eau de Rabel.

Acide sulfurique officinal....	100 grammes.
Alcool à 90°.................	300 —
Pétales de coquelicots........	4 —

Acide sulfurique cocaïné.

Chlorhydrate de cocaïne....	
Alcool......................	āā 1 gramme
Acide sulfurique............	

Acide azotique. — Coagule les substances albuminoïdes. Très usité pour la destruction des verrues et productions analogues.

Acide chlorhydrique. — Moins puissant que les précédents. Employé pour la cautérisation des muqueuses à 1/15. A proscrire pour les usages buccaux.

Acide chromique. — Se présente sous forme d'aiguilles prismatiques d'un rouge vif, déliquescentes, d'une saveur âcre, très caustique. Son action caustique est due à la facilité avec laquelle il cède son oxygène aux corps hydro-carbonés et aussi à son avidité pour l'eau. L'acide chromique détone avec la glycérine.

M. Magitot a vanté l'acide chromique comme caustique dans la périodontite, mais cet agent n'a pas donné les résultats qu'on en attendait, et de plus son usage n'est pas inoffensif pour les tissus durs de la dent qu'il décalcifie. Il a donné de bons résultats dans la leucoplasie et certaines glossites chroniques.

Acide arsénieux (AS^2O^3) (Oxyde blanc d'arsenic, arsenic blanc). — Récemment préparé, il se présente sous forme d'une masse vitreuse (arsenic vitreux), qui, abandonnée à elle-même, ne tarde pas à devenir opaque (arsenic porcelané). En dissolution dans l'eau, la variété vitreuse se transforme en variété opaque, de sorte qu'une solution saturée à froid d'arsenic vitreux dépose, au bout de quelques jours, des cristaux d'acide arsénieux. L'acide arsénieux se dissout dans 80 parties d'eau froide ; il est plus soluble dans l'acide chlorhydrique. Sous l'influence de la chaleur, il se volatilise sans fondre au-dessus du rouge. — L'acide arsénieux cautérise profondément les tissus sur lesquels il est appliqué, et provoque une vive douleur ; il n'agit que sur les chairs vives, et il est nécessaire d'aviver, avant son application, la surface à cautériser ; l'eschare tombe du quinzième au vingtième jour. On l'emploie, soit en nature, soit associé à des substances inertes. La *poudre escharotique du frère Côme* comprend :

Acide arsénieux.................. 1 gramme.
Sangdragon..................... 2 grammes.
Cinabre......................... 2 —

Nous nous sommes étendus longuement sur l'action de l'acide arsénieux (Voir page 67), nous n'y reviendrons donc pas. Nous donnerons seulement quelques formules de mélanges caustiques :

Pâte caustique.

Acide arsénieux............. } ãã 1 gramme.
Chlorhydrate de cocaïne ..... }
Essence de girofle... q. s. pour faire une pâte épaisse.

Pâte caustique (Dubois).

Acide arsénique.................... 0 gr. 50
Ésérine .... 0 gr. 20
Cocaïne............................ 0 gr. 20
Chloroforme..... q. s. pour faire une pâte semi-solide.

Pâte caustique (Kuhn).

Charbon de bois de peuplier... 10 grammes.
Acide arsénieux............... 3 —
Chlorhydrate de morphine...... 0 gr. 50

On mélange cette poudre extemporanément avec le liquide suivant :

Créosote................................ } p. é.
Essence de girofle...................... }

Caustiques alcalins. — Potasse. — On l'obtient en portant à l'ébullition dans une bassine en fer un mélange de chaux éteinte et d'une solution de carbonate de potasse ; on évapore dans une capsule d'argent jusqu'à fusion ignée, et on coule en pastilles, en plaques, en crayons (pierre à cautère). En dissolvant la *potasse à la chaux* dans l'alcool à 90°, en distillant et en évaporant ensuite, on a la potasse caustique pure, dite *potasse à l'alcool*. La potasse est un corps solide, blanc, fusible au rouge sombre, volatil au rouge blanc, très soluble dans l'eau, et même déliquescent. — Elle produit rapidement une eschare humide, noirâtre, qui dépasse de plusieurs millimètres en profondeur et en surface, la couche du caustique appliquée, et se détache du dixième au quinzième jour. Quand on emploie la potasse sous forme de pâte, on fait à un morceau de diachylon une ouverture sur laquelle on la dépose, de manière à éviter une eschare trop étendue. Néanmoins la potasse, surtout la potasse à l'alcool, a le grave inconvénient de couler, par suite de la facilité avec laquelle elle attire l'humidité de l'air ; pour y parer, on la mélange intimement avec son poids de chaux vive : on obtient ainsi la *poudre de Vienne* qui, humectée avec de l'alcool, devient la pâte de Vienne. Le caustique de Filhos est également un mélange de 4 parties de potasse et de 1 partie de chaux ; il se présente en crayons enveloppés de gutta-percha.

La *soude*, moins employée, a les mêmes propriétés que la potasse.

Nous avons vu que la *chaux* entrait dans la composition de la poudre de Vienne et du caustique de Filhos.

> *Mélange pour insensibilisation de la dentine* (Robinson).
>
> Acide phénique.............. |
> Potasse à l'alcool........... | ãã 1 gramme.

On peut recourir à ce mélange pour diminuer la douleur dans l'extirpation des filets radiculaires de la pulpe.

Caustiques salins. — **Nitrate d'argent** (AzO^3Ag). — Sel blanc, à saveur métallique, amère et styptique, cristallisant en lames transparentes, très soluble dans l'eau. Chauffé, il entre en fusion au rouge sombre et peut alors être coulé dans une lingotière en petits cylindres, crayons de nitrate d'argent (pierre infernale). Il colore l'épiderme en noir, et produit sur les muqueuses une légère eschare blanchâtre; en outre, c'est un bon hémostatique par coagulation du sang et vaso-constriction. — Outre les crayons d'un emploi si fréquent et si commode, on se sert des solutions à 1/100 ou 5/100 comme astringent et antiseptique; le collyre à 0gr,30 p. 100 donne de bons résultats dans le traitement de l'ophtalmie purulente. En ophtalmologie, on se sert du crayon de nitrate d'argent mitigé formé de 1 partie de nitrate d'argent pour 2 parties de nitrate de potasse.

Le nitrate d'argent appliqué sur la dentine rend assez rapidement celle-ci insensible sans nuire à la pulpe, à moins que celle-ci ne soit protégée que par une couche très mince. C'est l'agent de choix pour les petites caries si sensibles du collet des dents antérieures (Voir page 58). On l'emploie dans ce but soit sous forme de petits cristaux portés dans la cavité, soit sous forme de solutions au 1/5 ou au 1/10. M. Dubois fait faire au malade des attouchements de la dentine sensible avec une solution au 1/100 dans l'abrasion mécanique et chimique, ainsi que pour les caries du collet et les dents déchaussées et sensibles :

Gutta-percha au nitrate d'argent (Dubois).

Gutta-percha.................... 2 gr. 5
Oxyde de zinc.................... 10 grammes
Nitrate d'argent cristallisé..... 1 gramme.

Sulfate de cuivre (SO_4Cu) (Vitriol bleu, couperose bleue). — Beaux cristaux bleus, solubles dans l'eau, insolubles dans l'alcool. Les solutions étendues sont àstringentes ; les solutions fortes sont caustiques, mais moins fortement que le nitrate d'argent. On l'emploie, soit en collyre à 1/100, soit sous forme de *pierre divine* :

Sulfate de cuivre..............	100 grammes.
Nitrate de potasse.............	100 —
Alun..........................	100 —
Camphre......................	5 —

qui donne de bons résultats dans le traitement des granulations conjonctivales. La *liqueur de Villate* :

Sulfate de cuivre..............	6 grammes.
— de zinc...............	6 —
Sous-acétate de plomb liquide..	12 —
Vinaigre blanc.................	80 —

n'est plus guère employée qu'en médecine vétérinaire.

Nitrate acide de mercure. — On l'emploie en solution dans un excès d'acide azotique, auquel il doit en partie son action ; on l'applique avec un pinceau de charpie sur les ulcérations syphilitiques. Mais il doit être manié avec précaution et sur des surfaces limitées, pour éviter l'intoxication mercurielle.

Chlorure de zinc ($Zn\,Cl^2$). —Corps blanc, anhydre, déliquescent, formant avec l'eau un hydrate cristallisable, extrèmement soluble dans l'eau, constituant un déshydratant énergique. — On l'emploie, soit en solutions pour cautériser les plaies de mauvaise nature, soit sous forme de pâte de Canquoin :

Chlorure de zinc..............	1 gramme.
Farine........................	2 grammes.

Cette formule est celle de la pâte n° 1, la plus active ; les pâtes n° 2, n° 3, etc., comprennent, pour la même quantité de chlorure de zinc, 3, 4 parties de farine. La pâte de Canquoin n'agit pas sur l'épiderme ; pour s'en servir sur la peau intacte, il faut au préalable enlever l'épiderme, ce qui se fait le plus souvent avec la pâte de Vienne ; l'eschare produite est blanchâtre, sèche, ferme, bien limitée, d'une profondeur toujours assez considérable, en rapport avec la durée de l'application.

On a préconisé les injections interstitielles de chlorure de zinc à 1/10 comme traitement des manifestations locales de la tuberculose : arthrites, ganglions, etc.

Le chlorure de zinc appliqué sur la dentine diminue sa sensibilité, mais il a une action nocive sur la pulpe lorsqu'elle est peu éloignée et son application est assez douloureuse.

On prescrit des gargarismes au chlorure de zinc contre la périodontite (Dubois).

Gargarisme.

Chlorure de zinc.............	6 à 8 grammes.
Eau........................	1000 —
Essence de menthe ou d'anis.	XX gouttes.

M. Dubois a préconisé le chlorure de zinc pour la désinfection des canaux ; c'est un bon agent, surtout dans les caries avec suppuration prolongée.

Solution antiseptique pour canaux.

Chlorure de zinc..............	1 gramme.
Alcool.......................	5 grammes.
Essence de cannelle de Chine..	1 gramme.
Eau.........................	25 grammes.

En pansement à demeure dans les canaux radiculaires. Recouvrir de gutta-percha.

Le *protochlorure d'antimoine* (beurre d'antimoine) a les mêmes propriétés et est susceptible des mêmes applications que le chlorure de zinc.

CHAPITRE XV

MATIÈRES OBTURATRICES

Nous ne signalerons qu'au point de vue historique les feuilles de plomb foulées dans la cavité et les alliages de métaux fusibles à basse température qui étaient employés autrefois et qui expliquent le terme *plombage* que le public donne encore aujourd'hui aux matières obturatrices modernes, bien que le plomb n'entre dans la composition d'aucune de celles-ci.

Les matières obturatrices sont des substances destinées à obturer et à protéger contre toute altération ultérieure les cavités résultant de la carie dentaire.

Ces substances doivent remplir un certain nombre de desiderata :

1° La matière obturatrice doit se mouler parfaitement dans la cavité sans laisser d'interstices entre elle et les parois de celle-ci ;

2° Elle doit être imperméable aux liquides buccaux ;

3° Elle ne doit pas être décomposée par ceux-ci ;

4° Elle doit être suffisamment résistante pour supporter les efforts de la mastication sans céder sous la pression ou se désagréger ;

5° Elle doit être sans action nocive sur les tissus dentaires ;

6° Elle ne doit pas être conductrice de la chaleur et de l'électricité ;

7° Sa couleur doit se rapprocher autant que possible de celle de la dent.

La matière obturatrice idéale n'existe malheureusement pas encore; toutes celles qui sont employées actuellement, si elles satisfont à un certain nombre des desiderata formulés ci-dessus, ne les remplissent pas tous, et force est de choisir, suivant le cas en présence duquel on se trouve, la substance dont les imperfections sont les moins grandes.

Il est impossible d'être absolu dans le choix des matières obturatrices : telle de celles-ci, qui convient parfaitement dans un cas, peut être mauvaise dans un autre ; on a souvent avantage à combiner plusieurs substances entre elles.

Gutta-percha. — La gutta-percha est produite par l'*Isonandra gutta*, arbre cultivé dans la Malaisie ; sa couleur est jaune noirâtre plus ou moins foncé ; sa densité est de 0,975, elle est insoluble dans l'eau et l'alcool, soluble dans la benzine, le sulfure de carbone, le chloroforme. Elle est solide à la température normale, mais se ramollit à la chaleur.

Pour les usages dentaires, la gutta pure est inemployable, à cause de son peu de résistance et des difficultés de sa manipulation ; elle doit être mélangée à diverses substances inertes, silice (pâte de Jacob), oxyde de zinc (pâte de Hill) dans des proportions variant de 4 à 7 parties pour 1 de gutta. On triture ensemble la gutta et l'oxyde de zinc ou la silice dans un mortier chauffé.

La gutta est une bonne matière obturatrice, elle remplit très bien le desiderata concernant la plasticité et l'imperméabilité, elle est, mieux que toute autre, sans action nocive sur la dentine, et est surtout mauvaise conductrice de la chaleur et de l'électricité. Par contre, elle est loin de présenter une résistance suffisante à la pression, sauf dans certains cas exceptionnels, en sorte qu'elle ne peut servir que pour des obturations provisoires, à moins que, utilisant ses qualités isolantes, on ne la place dans le fond d'une cavité obturée superficiellement avec une autre substance, or, amalgame, ciment.

Ciment. — Il existe deux sortes de ciment, l'*oxy-chlorure de zinc* et l'*oxyphosphate de zinc.*

L'OXYCHLORURE DE ZINC fut le premier ciment employé ; il est composé, pour le liquide, de chlorure de zinc dilué 2 parties, borax 1 partie ; pour la poudre, d'oxyde de zinc 3 parties, verre porphyrisé 1 partie (Dubois), il est presque entièrement abandonné à cause de son action caustique et de sa solubilité.

L'OXYPHOSPHATE DE ZINC est un ciment analogue à l'oxychlorure, mais le chlorure de zinc y est remplacé par l'acide phosphorique. Outre qu'il est beaucoup moins caustique que le précédent, ce composé est beaucoup plus stable ; en voici une formule :

« 1° Liquide :

« Acide phosphorique glacial, eau en quantité suffisante pour dissoudre, évaporer jusqu'à consistance de glycérine.

« 2° Poudre :

Oxyde de zinc...................	200	grammes.
Silice poudre fine..............	8	—
Verre pulvérisé................	5	—

« Broyer sous l'eau, triturer complètement, sécher par évaporation, calciner rouge blanc, réduire en poudre impalpable.

« Niles indique d'autres modes de préparation et dit que les ciments à poudres foncées sont les moins solubles. Il en donne pour raison que les oxydes foncés sont ceux qui se rapprochent le plus de l'état métallique à la suite de la calcination (1). »

____

(1) P Dubois, *loc. cit.*

Les liquides des ciments d'oxyphosphates de zinc sont actuellement fournis aux dentistes sous la forme sirupeuse ou la forme cristallisée. Cette dernière exige une liquéfaction par la chaleur ; la manipulation doit être très rapide sous peine de durcissement avant l'achèvement de l'opération. On fait avec eux des opérations incomparablement plus durables qu'avec les liquides constamment sirupeux.

Le ciment est une excellente matière obturatrice, adhérant d'une façon plus intime que toute autre aux parois de la cavité et d'une couleur pouvant se rapprocher sensiblement de celle de la dent ; elle n'est pas conductrice de la chaleur. Malheureusement, les résultats obtenus avec cette substance sont très variables suivant les sujets et les cavités obturées : chez certains individus, les obturations durent presque indéfiniment ; chez d'autres, au contraire, elles se désagrègent assez rapidement sans que l'on connaisse bien exactement encore les raisons de ces variations ; le contact de la gencive avec le ciment paraît toutefois être une condition moins favorable à la durée de celui-ci. Le ciment d'oxyphosphate, quoique à un moindre degré que l'oxychlorure, est un peu irritant pour la pulpe ; aussi, au voisinage de celle-ci, devra-t-on placer une petite couche de gutta comme isolant. Dans les caries pas trop rapprochées de cet organe, cette action irritante est des plus favorables en excitant la formation de dentine secondaire. Pour les enfants, dont l'ivoire est très peu résistant, le ciment est la substance obturatrice de choix, il en est de même pour les dents antérieures, à cause de sa couleur.

Amalgames. — Ce sont des combinaisons métalliques dans la composition desquelles entre le mercure.

En 1818, Regnard ajouta du mercure à l'alliage fusible alors employé pour en abaisser le point de fusion, mais c'est Taveau qui démontra que la limaille d'argent et le mercure triturés ensemble formaient un composé plastique devenant solide ensuite (1826).

On a essayé de faire entrer un grand nombre de métaux dans la composition des amalgames, mais les seuls qui soient employés actuellement sont à base d'argent et d'étain, ou à base de cuivre.

AMALGAME D'ARGENT. — L'amalgame d'argent est constitué par un alliage d'argent et d'étain, en proportions diverses suivant les fabricants.

La quantité respective de ces deux métaux n'est pas indifférente, Morsman s'est livré à des recherches à ce sujet et voici quelques-uns des faits qu'il a observés :

Un amalgame dans lequel il entre

90 parties d'argent et	10	parties d'étain		met plusieurs jours à durcir.
80	—	20	—	durcit en 10 minutes mais a peu de cohésion.
50	—	50	—	durcit en 1 heure.
10	—	90	—	durcit en 10 heures.

L'argent s'oxydant au contact des produits sulfurés, toujours en plus ou moins grande proportion dans la bouche, les amalgames deviennent d'autant plus noirs que ce métal y est en plus grande proportion. Mais ils sont aussi plus durs et se rétractent moins que les amalgames contenant une forte proportion d'étain. Ce dernier métal donne de la plasticité à l'amalgame et l'empêche de noircir, mais il rend le composé moins dur, et un amalgame est d'autant plus rétractile qu'il contient une plus forte proportion d'étain.

L'or en petite proportion, de 3 à 8 p. 100, active la prise de l'amalgame; en plus forte proportion il la ralentit.

Le zinc empêcherait la décoloration (Flagg).

Nous empruntons à M. Dubois quelques formules d'alliages pour amalgame parmi les meilleures, en tenant compte surtout de la permanence de la forme :

Flagg (Submarine).		*Flagg (Contouring).*	
Argent...............	5o	Argent...............	57
Étain...............	43	Étain...............	38
Cuivre...............	7	Or...............	5

Shoksborg (Guld Amalgam).		*Lawrence.*	
Argent............	55,02	Argent...............	47
Étain............	4o,58	Étain...............	47
Or............	4,18	Cuivre............	5
		Or...............	1

Nous y ajoutons la composition de deux amalgames de marque commerciale très répandue :

Arrington.		*Townsend.*	
Argent...............	41	Argent...............	43
Étain...............	59	Étain...............	57

« On remarquera que dans les formules recommandées, l'argent prédomine, que l'or n'y entre que pour de petites proportions, que le cuivre peut se substituer à l'or. Les formules commerciales données ensuite ont une plus forte proportion d'étain, elles font des amalgames plus maniables, plus blancs, mais moins stables de forme (1). »

Pour préparer l'alliage devant composer l'amalgame d'argent, on fait fondre dans un creuset en proportion convenable les différents métaux, en

____

(1) P Dubois, *loc. cit.*

ayant soin de fondre d'abord les métaux fusibles à haute température, et de n'ajouter l'étain que lorsque la masse est entièrement fondue. Le tout étant bien fluide, on coule dans une lingotière et on réduit le bloc de métal à l'état de limaille.

Au moment de préparer l'amalgame pour l'obturation, on place cette limaille dans un petit mortier et on la triture avec du mercure ; quand la masse est réduite à l'état pâteux, on exprime l'excédent de mercure dans un linge, dans un morceau de peau de chamois, ou simplement même dans les doigts : l'amalgame est prêt à être employé (1).

On pensait que plus l'amalgame était sec, moins il avait de rétraction, mais il résulte des recherches de Weisler que le mercure doit être en quantité sensiblement égale à la limaille. La chaleur active la prise de l'amalgame.

M. Godon s'est livré à des recherches sur les amalgames dans le but de diminuer la rétraction de la masse totale, il est arrivé à poser les conclusions suivantes :

« 1° La contraction de l'amalgame est proportionnelle au volume d'amalgame employé.

« 2° Plus la quantité de mercure est forte, plus la contraction est grande (cela est un peu en contradiction avec les expériences de Weisler dont nous venons de parler).

« 3° En absorbant l'excès de mercure amené par la pression à la surface libre de l'obturation, on diminue la contraction.

« 4° En plaçant au centre de l'obturation une certaine quantité de vieil amalgame broyé, mélangé avec de l'amalgame frais, on diminue la contraction dans une proportion d'autant plus grande que la

(1) Voir Ch. Godon, *Clinique dentaire* (*Manuel du chirurgien dentiste*).

quantité de vieil amalgame incorporée est plus forte. »

Outre sa couleur métallique qui le fait proscrire pour les dents antérieures, le grand inconvénient de l'amalgame d'argent est sa rétraction, qui laisse entre l'obturation et les bords de la cavité un interstice très favorable à la récidive de la carie. Néanmoins, cette substance est très résistante, et n'exige pas pour être foulée les efforts que nécessite l'or. Dans les dents à dentine assez dure, où, pour une raison ou pour une autre, on ne peut employer cette dernière substance, l'amalgame d'argent rendra de très grands services.

Afin d'obvier dans une certaine mesure à la rétraction de cette substance, l'obturation une fois dure devra être polie et surtout passée au brunissoir, de façon à en sertir en quelque sorte les bords.

AMALGAME DE CUIVRE. — La préparation de l'amalgame de cuivre est différente de celle de l'amalgame d'argent ; la limaille de cuivre s'amalgame mal, aussi n'est-ce pas celle-ci que l'on emploie, mais le cuivre précipité.

On mélange 20 à 30 parties de cuivre réduit par l'hydrogène avec 79 parties de mercure en présence de l'acide sulfurique, on lave à l'eau chaude et on sèche la masse ainsi obtenue, qu'on met en petites boulettes que l'on laisse durcir.

Au moment de l'emploi, on place dans une petite cuiller de fer un ou plusieurs de ces petits pains d'amalgame, et on les fait chauffer jusqu'à ce que de fines gouttelettes de mercure apparaissent à la surface ; on les met alors dans un mortier où on les broie vivement, et la masse prend bientôt la consistance pâteuse ; on en exprime l'excédent de mercure et l'amalgame est prêt à être porté dans la cavité (1).

(1) Voir Godon, *Clinique dentaire* (*Manuel du chirurgien dentiste*).

L'amalgame de cuivre est une des meilleures matières obturatrices à employer; il a malheureusement contre lui la coloration noire qu'il prend très rapidement dans la bouche; mais, partout où cette coloration sera quantité négligeable, on se trouvera très bien de son emploi. L'amalgame de cuivre, en effet, a extrèmement peu de rétraction et il exerce sur la dentine une action cicatrisante très favorable.

Toutefois, il est bon de savoir que dans certaines bouches, sans que l'on ait pu jusqu'ici en saisir bien exactement la raison, l'amalgame de cuivre se désagrège; c'est là, du reste, un fait assez rare.

Or. — Pour l'obturation des dents, c'est l'or pur qui est employé sous deux formes différentes : 1° or adhésif, en feuilles ou cristallisé ; 2° or non adhésif.

Or adhésif. — L'or réduit en feuilles minces par le battage jouit de la curieuse propriété de se souder à lui-même sous une pression modérée et à la température ordinaire.

« La feuille d'or préparée pour les usages dentaires est un carré qui a généralement 10 centimètres de côté; elle est numérotée suivant son poids. Nous avons de la sorte les numéros 4, 5, 6, 7 et 8 qui indiquent chacun le poids en grains d'une feuille de $0^{cmq},10$ (1). » La feuille d'or coupée en deux, trois ou quatre, suivant la cavité, est roulée en cordelettes ou pliée en ruban, puis coupée en petits morceaux.

Certains fabricants préparent à l'avance de l'or adhésif roulé en cylindre, en ruban, en blocs.

Les morceaux d'or placés et foulés successivement dans la cavité (2) se soudent entre eux et forment un seul bloc de métal.

(1) Tomes, *Traité de chirurgie dentaire*, p. 306.
(2) Voir Godon, *Clinique dentaire* (*Manuel du chirurgien dentiste*)

L'*or cristallisé* s'obtient « lorsqu'on précipite la solution d'eau régale à l'aide des acides oxalique ou sulfureux ; l'or tombe en masse spongieuse et cohérente, de structure cristalline (1) ». C'est l'or cristallisé. Il jouit des mêmes propriétés que l'or adhésif en feuilles.

Lorsque l'or adhésif est de préparation ancienne, il perd en partie ses propriétés adhésives, mais le recuit les lui rend. Toutefois, toute trace d'humidité, le contact d'un corps gras, les lui font perdre sans que le recuit puisse les lui rendre, d'où la nécessité de précautions spéciales pour son emploi (2).

Or non adhésif (or mou). — C'est de l'or en feuilles auquel on a fait perdre ses propriétés adhésives en l'exposant à des vapeurs ammoniacales. Cet or est employé roulé en cylindre et sous forme de ruban.

Dans l'aurification à l'or mou, les cylindres d'or ne forment pas un seul bloc de métal, en ce sens que si la dent venait à être fendue, on pourrait séparer chaque morceau de la masse totale ; mais les cylindres sont comprimés les uns contre les autres, et placés de telle sorte qu'ils ne présentent à l'extérieur que des surfaces *de champ* (3). On utilise dans ce procédé la grande malléabilité de l'or, sa grande plasticité.

« Dans l'or mou, les particules ne se soudent pas, mais l'écrasement, la condensation à distance sont possibles ; de là une adaptation plus constante aux parois et une plus grande densité (4) » que dans l'or adhésif.

« L'or est la matière d'obturation la plus permanente quant à la forme et à la résistance aux agents

(1) Tomes, *loc. cit.*, p. 3o1.
(2) Voir Godon, *Clinique dentaire.*
(3) Voir Godon, *Clinique dentaire*
(4) P. Dubois, *loc. cit.*, p. 268.

de désorganisation rencontrés dans la bouche (1). »
C'est l'agent de choix pour l'obturation des caries à
dentine dure, mais il ne convient pas pour les dents
à dentine molle et peu résistante. L'or étant un bon
conducteur de la chaleur, lorsqu'on l'emploie dans
des cavités s'étendant jusqu'au voisinage de la pulpe,
on devra placer au fond de la cavité une substance
isolante, gutta ou ciment.

Étain. — L'étain employé pour l'obturation des
dents est l'étain pur. Il est en feuilles comme l'or
mou et s'emploie absolument comme celui-ci. Combiné à l'or dans les cavités à dentine peu résistantes,
il exerce une action favorable sur celle-ci.

Substances obturatrices diverses. — Un certain
nombre d'autres substances sont encore employées;
citons les *fragments de dents naturelles* ou *minérales*, les *émaux* fusibles à basse température, les
coiffes métalliques, etc.

CHAPITRE XVI

AGENTS PROTECTEURS DES TÉGUMENTS

En médecine générale, on range sous ce titre
plusieurs substances qui ont la propriété de former
sur la peau un enduit préservatif. Tels sont : les
corps gras (huiles, vaseline, lanoline, axonge, etc.).

Collodion. — L'agent protecteur le plus usuel es
le *collodion;* il représente une dissolution dans un
mélange d'alcool et d'éther de fulmi-coton, c'est-
à-dire de coton traité par un mélange d'acide azotique
et d'acide sulfurique. C'est un liquide de consistance
sirupeuse que l'on étend avec un pinceau sur les
parties malades ; par l'évaporation de l'alcool et de

_____
(1) P. Dubois, *loc. cit.*

l'éther, il laisse sur la peau une pellicule mince, résistante et très adhérente. Pour éviter la rétraction
douloureuse de la peau qui suit son application, on
se sert du collodion élastique ou riciné, qui contient
7 parties d'huile de ricin pour 93 de collodion ordinaire. Il sert surtout à mettre à l'abri des germes
de l'air les petites plaies ou écorchures. En outre,
on lui incorpore divers agents : iodoforme, tannin,
cantharides, etc., dont il prend alors les propriétés.

Traumaticines. — Les *traumaticines* sont des dis-
solutions de gutta-percha dans le chloroforme :

Gutta-percha...................... 1 gramme.
Chloroforme..................... 10 grammes.

auxquelles on incorpore de la chrysarobine, de l'acide
pyrogallique, et qui servent surtout en dermatologie.

Stérésol (Berlioz). — Vernis antiseptique, adhérent aux muqueuses.

Gomme laque purifiée... ..... 270 grammes.
Benjoin purifié............... 10 —
Baume de tolu............. .... 10 —
Acide phénique cristallisé... . 100 —
Essence de cannelle de Chine. 6 —
Saccharine......'........... 6 —
Alcool............... q. s. pour 1 litre.

Siccatif cicatrisant et anesthésique. Préconisé par
M. Papot dans le traitement de la périodontite expulsive. Rend des services dans le traitement des plaies
et ulcérations buccales.

CHAPITRE XVII
REMÈDES BIOLOGIQUES

Les remèdes biologiques comprennent la *transfusion du sang* et la *saignée*.

Transfusion du sang. — Cette opération consiste à injecter dans les veines d'un malade du sang provenant d'un individu sain. La quantité de sang n'a pas besoin d'être considérable : 60 à 120 grammes suffisent. Cette opération est particulièrement indiquée dans les grandes hémorragies. La transfusion tend à être délaissée et remplacée par les simples injections intra-veineuses et même simplement sous-cutanées de sérum artificiel, à la dose de 500 à 1 500 grammes.

Chlorure de sodium...........	5 grammes
Sulfate de soude	10 —
Eau distillée..................	100 —
	(Hayem.)

Ces injections de sérum artificiel rendraient de grands services dans les grandes infections chirurgicales (1).

Saignée. — La saignée consiste à soustraire à l'organisme une certaine quantité de sang. Les saignées sont générales ou locales.

SAIGNÉES GÉNÉRALES. — Employées à l'excès autrefois, elles le sont beaucoup moins aujourd'hui ; c'est un moyen énergique qui se propose suivant les cas : la diminution d'une congestion locale, d'une hémorragie (par abaissement de la pression vasculaire) ; l'abaissement de la température et la diminution des exsudats dans les phlegmasies ; de soustraire au sang des principes étrangers nuisibles (dans les infections, les intoxications).

SAIGNÉES LOCALES. — Si la thérapeutique dentaire n'utilise pas les saignées générales, elle emploie très fréquemment les saignées locales, qui rendent les

(1) *Soc. de chirurgie*, 1895.

plus grands services dans les inflammations locales,
périostite, gingivite, etc.

CHAPITRE XVIII

AGENTS IMPONDÉRABLES

Chaleur. — Nous avons parlé de la chaleur comme
moyen de désinfection, c'est un moyen très précieux et qui ne doit pas être négligé. Elle est employée soit sous forme d'air chaud, soit sous forme
de sondes rougies à la flamme ou par le galvano-
cautère (Godon) ou le thermocautère (Amoëdo) et
introduites dans les canaux.

Outre l'action antiseptique qu'elle exerce par elle-
même, la chaleur enlève à la dentine une partie
de l'eau qu'elle contient et la place ainsi dans de
meilleures conditions pour résister à l'invasion microbienne. On sait de plus l'importance d'un assè-
chement parfait de la cavité pour la bonne réussite
d'une obturation.

Froid. — Le froid exerce une action anesthésique
et antiphlogistique (Voir p. 35 et 59).

Électricité. — L'électricité joue un assez grand
rôle dans la thérapeutique dentaire.

Nous avons déjà parlé aux caustiques des applications de ses effets caloriques (p. 65).

On utilise aussi ses effets trophiques, soit par les
courants galvaniques, soit par les courant faradiques
dans les paralysies faciales et linguales et dans le
traitement des kystes radiculaires (Foulon). Pour
cette dernière application, une sonde en platine
est enfoncée aussi loin que possible dans la racine
et reliée au pôle positif d'une batterie, le pôle négatif étant tenu dans la main. Les séances ne doi-

vent pas être de plus de dix minutes et les courants
ne pas dépasser 1/2 à 2 milliampères ; elles seront
répétées s'il y a lieu ; on lave ensuite le canal et
on applique un pansement antiseptique.

Massage. — Le massage consiste essentiellement
en des frictions et des manœuvres de pétrissage,
exercées dans une direction centripète par rapport à
la circulation, qui activent la circulation veineuse
et lymphatique et par conséquent la nutrition de la
région sur laquelle elles s'exercent.

Indiqué dans les luxations de la mâchoire après
la réduction, dans les fluxions pour amener plus rapidement la résolution de l'œdème ; dans les réim-
plantations (Hartmann) pour activer la consolidation.

SECTION IV — MÉMORIAL THÉRAPEUTIQUE

Abcès alvéolaire. — A. ABCÈS CONSÉCUTIF A LA CARIE.
1° *Aigu*. — Ouvrir largement la cavité pulpaire et
favoriser l'évacuation du pus par les canaux radiculaires. Si le pus tend à faire issue du côté de la gencive : au début, capsicum bags, gargarismes antiseptiques chauds ; dès que le pus est collecté, ouvrir
au bistouri et faire dans la poche de l'abcès des
lavages antiseptiques tièdes. Jamais de cataplasmes
sur la joue.

2° *Chronique*. — Traitement de la carie du 4ᵉ degré, chlorure de zinc 5 à 30 p. 100, sous forme de
mèches dans les canaux. S'il y a fistule gingivale,
lavage des canaux et du trajet fistuleux ; toucher les
parois de celui-ci avec le chlorure de zinc, la teinture d'iode.

B. ABCÈS CONSÉCUTIF A LA PÉRIODONTITE. — Émollients, capsicum bags, ouvrir au bistouri dès que le pus est collecté et toucher les parois de l'abcès avec le chlorure de zinc à 10 p. 100, la teinture d'iode. Traitement de la périodontite.

Abcès du sinus maxillaire. — Enlever la ou les dents cause de l'abcès; si la cause est extra-dentaire, enlever la première grosse molaire, trépaner le fond de l'alvéole avec un gros trocart ou avec un gros foret monté sur le tour, placer dans le trajet un tube à drainage en platine muni d'un bouchon ou une tige pleine montée sur une plaque de vulcanite. Lavages antiseptiques fréquents et abondants ; lavages avec des liquides irritants, chlorure de zinc, teinture d'iode ; changer de temps en temps l'antiseptique employé. Si les lavages ne modifient pas rapidement l'abcès, curettage des parois du sinus et tamponnement à la gaze iodoformée.

Abcès du voile du palais. — Ouverture au bistouri et lavages antiseptiques. Traitement de la cause.

Abrasion chimique. — Combattre l'hyperesthésie comme pour l'abrasion mécanique.

Abrasion mécanique. — Modifier si possible l'articulation par un appareil de prothèse. Contre l'hyperesthésie de la dentine, nitrate d'argent, chlorure de zinc, cautérisation ignée (Dubois). Si la pulpe est enflammée ou détruite, trépaner la dent et traiter comme une carie du 3e ou du 4e degré suivant le cas.

Actinomycose. — Iodure de potassium à haute dose à l'intérieur, 4 à 8 grammes par jour; s'il n'y a pas d'amélioration, opération chirurgicale consistant à enlever toutes les parties altérées et à gratter les trajets fistuleux.

Adénite. — Traiter la cause. Pour l'adénite elle-même: onctions avec l'onguent napolitain, applications de teinture d'iode, emplâtre de Vigo, vésicatoire volant (Velpeau), ponction quand il y a suppuration. Traiter, s'il y a lieu, l'état général.

Adéno-phlegmon sous-maxillaire. — Onctions avec l'onguent mercuriel; s'il n'y a pas d'amélioration rapide, incision du côté de la peau, pas du côté de la bouche, ce qui serait difficile et ne permettrait pas au foyer purulent de se vider. Traiter la cause.

Angine de Ludwig. — Voir *Phlegmon diffus sublingual*.

Anomalies dentaires (1).

Arthrite temporo-maxillaire. — 1° *Aiguë*. Antiphlogistiques, sangsues, cataplasmes laudanisés.

2° *Chronique*. — Applications de teinture d'iode, pointes de feu, massage. A l'intérieur, iodure de potassium : 25 à 50 centigrammes par jour.

Bec-de-lièvre. — Staphylorraphie, uranoplastie, cheiloplastie, appareil prothétique (Kingsley, Martin).

Calcification de la pulpe. — Trépanation ou extraction de la dent.

Calculs salivaires. — Enlever le calcul, soit par l'orifice normal du canal excréteur, soit en débridant.

Carie dentaire (2).

Carie du 1ᵉʳ degré. — Expectative, hygiène buccale pour prévenir l'extension du mal, surveillance attentive pour parer à celle-ci. Sinon résection de la partie altérée, suivie d'un polissage minutieux.

Carie du 2ᵉ degré. — « La thérapeutique de la carie dentaire obéit à deux préoccupations principales : 1° atténuer la sensibilité de l'ivoire pendant l'excision; 2° empêcher toute nouvelle extension de

(1) Voir *Clinique de prothèse* (*Manuel du chirurgien dentiste*).
(2) Voir Godon, *Clinique dentaire et dentisterie opératoire* (*Manuel du chirurgien dentiste*).

la carie en reconstituant à l'organe central une protection contre les agents de désorganisation. Dans la carie du 2ᵉ degré, l'irritation pathologique de la pulpe ne doit jamais se produire, ni pendant le traitement, ni après. La dent doit conserver toutes ses fonctions physiologiques » (Dubois).

Enlever tout le tissu altéré en donnant à la cavité une forme favorable à la rétention de la matière obturatrice. Obturation. Chez les sujets jeunes, ciment de préférence, pour favoriser la formation de dentine secondaire.

Pour atténuer la douleur à l'excision, sécheresse de la cavité, digue, air chaud, acide phénique sous forme de cristaux fondus dans la cavité à l'aide de la poire à air chaud, nitrate d'argent, acide sulfurique cocaïné; obturation provisoire à la gutta à l'oxyde de zinc ou à la gutta au nitrate d'argent.

CARIE DU 3ᵉ DEGRÉ. — I. *Traitement conservateur.* — La pulpe ne doit pas avoir subi de poussées inflammatoires. Enlever toute la dentine altérée, laver la cavité avec des tampons d'ouate imbibés d'alcool thymiqué; coiffage de la pulpe, pâte de Witzel (oxyde de zinc, iodoforme, essence de girofle), recouverte d'une petite coiffe de platine; collodion iodoformé; obturation. Quand le coiffage est décidé, il est préférable de le faire séance tenante (Dubois).

1° La partie dénudée de la pulpe ne doit pas être en contact avec les tissus altérés.

2° La matière de coiffage ne doit pas avoir d'action irritante ou caustique.

3° La pulpe ne doit pas être en contact avec autre chose que la couche antiseptique et protectrice; celle-ci ne doit exercer aucune pression sur l'organe.

4° La matière obturatrice, pas plus que la coiffe

elle-même, ne doit comprimer, si peu que ce soit, la pulpe (Witzel).

II. *Traitement destructeur.* — Nettoyage sommaire de la cavité. Si la pulpite est violente, faire précéder l'application du caustique d'un pansement calmant :

Chlorhydrate de cocaïne............... |
—   de morphine............ | p. é.
Essence de girofle........ q. s. pour une pâte épaisse.

sinon procéder immédiatement à la destruction de la pulpe.

Acide arsénieux............ |
Chlorhydrate de cocaïne.... | p. é.
Essence de girofle... q. s. pour faire une pâte épaisse.

recouvrir de gutta-percha. Laisser ce pansement en place vingt-quatre heures. Après quoi excision de tous les tissus altérés. Ouverture de la chambre pulpaire, extirpation de la pulpe et de ses prolongements radiculaires, nettoyage des canaux. Pansement antiseptique des canaux, mèches d'ouate imbibées d'essence de girofle, acide phénique, créosote, chloroforme, recouvrir de gutta-percha. Laisser ce pansement trois ou quatre jours et procéder alors à l'obturation des canaux radiculaires (gutta ou pâte de Witzel) et de la cavité.

Carie du 4ᵉ degré. — 1° Enlever le tissu décomposé : faciliter l'écoulement des liquides et des gaz qu'on ne pourrait neutraliser.

2° Stériliser, rendre aseptiques et saines les parties restantes de la dent.

3° Combattre les désordres de voisinage concomitants.

4° Quand la santé de la dent est rétablie, pratiquer l'obturation des canaux et de la cavité (P. Dubois).

Pour remplir ces indications, ouvrir largement la cavité et faire en sorte que les canaux radiculaires soient d'accès facile, ouvrir largement la chambre pulpaire et les canaux; débarrasser ceux-ci des débris pulpaires qui peuvent s'y trouver, par des lavages antiseptiques et à l'aide de mèches de coton montées sur de fines broches d'acier et imbibées d'alcool thymiqué ou mieux de chloroforme (Bonnard). Les canaux bien nettoyés, sécher à l'air chaud et y laisser une mèche d'ouate imbibée d'une solution antiseptique (Voir *Médication désinfectante*) et recouvrir de gutta-percha. Après le premier nettoyage de la dent, on se trouvera bien d'obturer celle-ci pendant un jour ou deux avec un simple tampon d'ouate afin d'éviter les poussées inflammatoires qui pourraient se produire du côté du périoste à la suite de cette opération ; cette précaution sera observée avec encore plus de soin s'il y a eu une poussée inflammatoire récente.

Les pansements seront renouvelés, sauf complications, tous les six à huit jours jusqu'à ce que les mèches n'aient plus aucune odeur et qu'il n'y ait plus aucune sécrétion pathologique dans les canaux. On peut alors pratiquer l'obturation des canaux (gutta ou pâte de Witzel) et de la cavité. (*Pour le traitement des complications de la carie du 4e degré, Voir Abcès alvéolaire, Périostite, etc.*)

Constriction des mâchoires. — 1° CONSTRICTION TEMPORAIRE. — Reconnaître et traiter la cause (généralement éruption difficile ou carie de la 3° molaire inférieure). .cartement progressif des arcades à l'aide de coins et des divers ouvre-bouche en usage : massage, et électrisation des muscles de la région s'il y a de l'atrophie.

2° CONSTRICTION PERMANENTE. — Reconnaître la cause (brides cicatricielles, ankylose, etc.), la faire disparaitre si possible, sinon myotomie, débridement avec autoplastie, établir une pseudarthrose par une ostéotomie (Esmarch, Rizzoli), résection au niveau de l'articulation.

Dentition (Accidents de la). — 1° ACCIDENTS ACCOMPAGNANT L'ÉRUPTION DES DENTS TEMPORAIRES (ACCIDENTS DE DENTITION PROPREMENT DITS). — S'assurer que l'éruption est bien la cause des troubles observés. Surveiller l'alimentation, l'état du tube digestif, n'incriminer les dents qu'après avoir éliminé *absolument* toutes les autres causes. Hochets émollients (racine de guimauve), onctions des gencives avec collutoire astringent ou calmant (Delabarre) ; teinture d'iode (Loup). Les scarifications des gencives seront employées avec les plus grandes réserves.

2° ACCIDENTS ACCOMPAGNANT L'ÉRUPTION DES 28 PREMIÈRES DENTS PERMANENTES. — Surveiller l'apparition des dents permanentes et leur rangement dans l'arcade ; enlever les dents temporaires qui ne seraient pas tombées au moment de la sortie des dents permanentes de remplacement. Hygiène buccale pour éviter les gingivites qui peuvent se produire.

3° ACCIDENTS ACCOMPAGNANT L'ÉRUPTION DES 3es MOLAIRES. — Surveiller avec soin et intervenir de bonne heure s'il y a lieu. S'il y a inflammation légère et capuchon de gencive recouvrant la dent, exciser celui-ci au thermocautère. S'il se forme un abcès, l'ouvrir et le traiter comme un abcès alvéolaire. Si les accidents ne s'amendent pas rapidement, s'il survient de la constriction des mâchoires, faire de très bonne heure l'extraction de la dent, au besoin même, si celle-ci n'est pas possible, l'extraction de la seconde molaire.

Épulis. — Enlever la tumeur et la portion osseuse sur laquelle elle est implantée. Les excisions partielles et les cautérisations sont au moins inutiles.

Érosion. — Rien à faire, si ce n'est à régulariser à la meule dans la mesure du possible les bords déchiquetés et fragiles, en faisant suivre cette opération d'un polissage minutieux des surfaces réséquées. Dans certains cas on pourra pratiquer l'élongation (C. Martin).

Exostose radiculaire. — Rien à faire à l'affection elle-même, si ce n'est dans quelques cas rares la résection *in situ* ou suivie de réimplantation, traiter la cause.

Fistule radiculaire. — Voir *Abcès alvéolaire.*

Extraction des dents. — A. INDICATIONS. — L'extraction d'une dent ne devra se faire que si tous les moyens thérapeutiques ont échoué ou s'il y a complication grave de voisinage (abcès du sinus, fistule cutanée, constriction des mâchoires, adéno-phlegmon, etc.).

Il en sera de même si la présence de la dent complique une affection grave des mâchoires (nécrose, cancer, etc.).

En cas de douleur vive (périostite, pulpite), le malade pourra réclamer l'extraction immédiate; on la lui déconseillera si la guérison est possible.

L'extraction d'une ou plusieurs dents pourra être nécessaire dans le but de corriger une irrégularité, mais dans ce cas on ne fera le sacrifice de dents qu'avec la plus grande réserve et l'on recourra de préférence, si la chose n'est pas contre-indiquée, à l'expansion des maxillaires.

B. CONTRE-INDICATIONS. — L'hémophilie peut rendre très dangereuse l'extraction d'une dent, on ne recourra donc à cette opération qu'à la dernière extrémité et en s'entourant des plus grandes précautions. La glycosurie, les troubles cardiaques et nerveux sont aussi des contre-indications à l'extraction, mais cependant moins absolues que l'hémophilie. Les menstrues, la grossesse, la lactation ne sont pas des contre-indications absolues, mais on évitera cependant les extractions durant cette période, surtout dans les trois derniers mois de la grossesse.

Extraction des dents (Accidents de l').

1° ACCIDENTS PORTANT SUR LA DENT ELLE-MÊME OU LES DENTS VOISINES.

a. *Fracture de la dent.* — Enlever les portions restantes.

b. *Luxation ou fracture des dents voisines.* — Voir *Fracture et luxation des dents.*

c. *Extraction d'un germe de seconde dentition.* — La chose est irréparable.

2° ACCIDENTS INTÉRESSANT LES OS MAXILLAIRES.

a. *Fracture du bord alvéolaire.* — Enlever les esquilles et faire des lavages antiseptiques. A la mâchoire supérieure, si les esquilles sont un peu volumineuses et pas trop mobiles, il y a intérêt à les laisser en place, car elles peuvent se consolider.

b. *Luxation de la mâchoire.* — Réduire la *luxation* (Voir ce mot).

c. *Ouverture du sinus maxillaire.* — Lavages antiseptiques de la bouche, de l'alvéole et du sinus, boucher l'orifice de celui-ci soit avec un appareil prothétique, soit extemporanément avec un tampon d'ouate assez gros pour ne pas pénétrer dans le sinus et que l'on change fréquemment ; faire journellement deux ou trois lavages de l'alvéole jusqu'à la parfaite occlusion de la plaie. Si le sinus s'infectait, traiter ainsi qu'il est dit plus haut. (Voir *Abcès du sinus.*)

3° ACCIDENTS INTÉRESSANT LES PARTIES MOLLES.

a. *Déchirure et décollement de la gencive.* — Si le lambeau ne tient plus que par un mince pédicule, l'enlever complètement et faire des lavages antiseptiques de la plaie ; dans le cas contraire, lavage de la bouche et maintenir les parties qui ont été divisées accolées autant que possible.

b. *Contusion ou blessure des lèvres, de la joue, de la langue, etc.* — Arrêter l'hémorragie, désinfecter la plaie et en maintenir les bords accolés en faisant des points de suture s'il y a lieu.

c. *Emphysème.* — Aucune gravité, faire de simples lavages antiseptiques de la bouche.

4° ACCIDENTS CONSÉCUTIFS A L'EXTRACTION DES DENTS.

a. *Hémorragie.* — Il n'y a à s'en inquiéter que si elle est très abondante ou si elle persiste plusieurs heures. A moins qu'il n'y ait syncope, le malade ne sera pas couché, ce qui favoriserait l'arrivée du sang. Il ne parlera pas et surtout n'exécutera pas de mouvements de succion. Faire de la compression de la plaie, dans les cas simples avec un tampon de coton maintenu soit avec une pince, soit avec les doigts ou encore en faisant fermer les mâchoires maintenues fermées au besoin à l'aide d'une fronde. Les tampons de coton seront imbibés d'une solution alcoolique de tannin, de chloro-percha (gutta dissoute dans le chloroforme, P. Dubois), ou remplacés par des tampons formés de stent, cire, gutta-percha, plâtre ; même, à défaut d'autre chose, d'un bouchon de liège.

Acides minéraux, astringents, antipyrine en applications topiques. Cautérisation au thermocautère ; froid sous forme d'injection d'eau très froide ou de petits morceaux de glace qu'on laisse fondre sur place, ou injections d'eau très chaude.

Compression indirecte des vaisseaux, ligature, torsion. Révulsion.

A l'intérieur, ergot de seigle, hamamelis virginica, celui-ci intus et extra.

(Voir *Médication hémostatique*, p. 46.)

b. *Accidents infectieux (fluxion, abcès, phlegmon, pyohémie, tétanos)*. — On devra prévenir ces accidents infectieux par une antisepsie soigneuse avant, pendant et après l'opération. Faire précéder l'extraction d'une ou de plusieurs dents, d'un grand lavage de la bouche avec une solution de thymol à 4 p. 1000 ou d'acide phénique à 1 p. 100 ; nettoyer plus particulièrement la gencive et le collet de la dent à enlever à l'aide de tampons trempés dans la même solution ; avoir les mains scrupuleusement propres et n'employer que des instruments soigneusement désinfectés et trempés, au moment de s'en servir, dans la solution phéniquée à 5 p. 100. Après l'opération, faire laver la bouche à l'eau boriquée et au besoin lavage de l'alvéole à l'aide de la seringue et de la solution de thymol à 4 p. 1000 ; cette dernière précaution est indispensable si l'on a enlevé une dent ayant donné lieu à un abcès alvéolaire. Si, par négligence de ces précautions ou malgré elles, ces accidents infectieux se sont produits, on agira ainsi qu'il est indiqué aux différents articles (Voir *Fluxion, Abcès alvéolaire*, etc.). S'il y a pyohémie (infection générale) ou tétanos, l'affection est alors du domaine médical.

c. *Dents pénétrant : α. Dans les voies digestives*. — Aucune importance, sauf cependant si la dent allait se loger dans l'appendice iléo-cæcal.

β. *Dans les voies aériennes*. — Donner un vomitif, des expectorants. S'il y a menace de suffocation, faire la trachéotomie. Tenir le malade en observation et agir suivant les symptômes observés consécutivement. On devra plus particulièrement craindre cet accident dans l'extraction des dents de sagesse inférieures ; il faut toujours avoir l'attention en éveil de ce côté.

5° Accidents sympathiques.

a. *Névralgies.* — Voir s'il ne reste rien de la dent, s'il n'y a pas d'esquilles ; lavages avec la solution de thymol ou d'acide phénique ; à l'intérieur, antipyrine, acétanilide, chloral, morphine. (Voir *Névralgie*.)

b. *Accidents intéressant les organes des sens.* — Ces accidents sont très rares et ne s'observent que dans les grands délabrements, ils ne sont plus du ressort du dentiste.

c. *Grossesse, lactation, menstrues.* — Ces différents états physiologiques peuvent se trouver troublés par les opérations dentaires et plus particulièrement par l'extraction de dents. On évitera donc, à moins d'urgence, d'enlever des dents pendant que la femme est dans ces conditions. Si l'on est obligé de le faire, on devra, avant l'opération, calmer autant que possible les craintes de la malade et réduire au minimum l'excitation nerveuse.

Fistule salivaire. — Cautérisation au fer rouge et compression de la région. Rétablir la perméabilité du canal excréteur. Opération chirurgicale.

Fistule du sinus. — Si la fistule siège à la joue, ouvrir le sinus par la voie buccale afin de donner issue par la partie déclive aux produits pathologiques, injections irritantes, autoplastie. Si la fistule est intrabuccale, elle se ferme généralement dès que la suppuration a disparu ; on pourra hâter cette terminaison en touchant au chlorure de zinc ou à la teinture d'iode le trajet fistuleux. Si cependant l'ouverture de celui-ci était trop considérable on appliquerait un appareil prothétique.

Fluxion dentaire. — Faire disparaître la cause ; l'extraction de la dent est un peu plus douloureuse, mais peut être pratiquée malgré la fluxion. Lavages antiseptiques chauds répétés. S'il y a en même temps abcès, celui-ci sera ouvert de très bonne heure. (Voir *Abcès alvéolaire*.) A la période de déclin, le massage hâtera la disparition de l'œdème.

Fracture des dents. — Nous n'envisageons ici que la fracture accidentelle des dents saines. (Pour celle des dents pathologiques, voir *Accidents de l'extraction des dents*.) Si la fracture est peu étendue, régularisation de la dent à l'aide de la meule; si la pulpe est mise à nu ou si le traumatisme a amené sa mortification, traiter la dent comme une carie du 3e ou du 4e degré suivant le cas. Traiter la périostite concomitante. S'il y a lieu, on remédie à la difformité produite, par une reconstitution partielle ou totale de la dent quand les phénomènes inflammatoires ont disparu.

Fracture du maxillaire inférieur. — 1° Fracture partielle, fracture du bord alvéolaire. — Voir *Accidents de l'extraction des dents*.

2° Fracture totale. — Lavages antiseptiques fréquents et abondants à l'aide d'un laveur, enlever les esquilles et les dents trop chancelantes pour qu'on puisse espérer leur consolidation ; alimentation liquide; contention et réduction provisoire des fragments à l'aide d'un bandage (fronde, chevestre), en attendant la pose d'un appareil de contention intrabuccal (1) qui devra être placé aussitôt que possible. Dans certains cas on pourra adjoindre à celui-ci le port d'une fronde.

Fracture du maxillaire supérieur. — 1° Fracture partielle, fracture du bord alvéolaire. — Voir *Accidents de l'extraction des dents*.

2° Fractures étendues. — Lavages antiseptiques comme pour les fractures du maxillaire inférieur ;

____

(1) Voir *Clinique de prothèse* (*Manuel du chirurgien dentiste*).

enlever les dents trop chancelantes, mais ne pas enlever les esquilles un peu volumineuses, celles-ci pouvant se consolider. Réduire les fragments et les maintenir, soit à l'aide d'un bandage, d'un appareil intrabuccal ou des appareils de de Graeffe ou de Goffres, soit en combinant plusieurs de ces moyens.

Gangrène de la bouche (Noma). — Détruire au thermocautère le foyer gangreneux en essayant de le délimiter. Lavages antiseptiques très fréquents ; soutenir les forces du malade, toniques, stimulants à l'intérieur ; antisepsie intestinale.

Gingivite. — La gingivite n'est qu'une localisation de la stomatite. Quelle que soit sa cause, le traitement dans ses grandes lignes varie peu : il devra toujours débuter par un nettoyage minutieux des dents, que l'on fera suivre de lavages antiseptiques plus ou moins fréquents et avec des antiseptiques plus ou moins énergiques suivant l'intensité de l'infection.

A. Gingivite érythémateuse. — Le nettoyage de la bouche et quelques lavages boriqués suffiront pour la faire disparaître.

B. Gingivite ulcéreuse, phlegmoneuse, hypertrophique. — Mêmes indications que ci-dessus ; lavages au thymol à 4 p. 1000 ; toucher les ulcérations à la teinture d'iode, ou détruire au thermocautère les portions exubérantes. Dans les formes atoniques, ignipuncture sur tout le feston gingival.

C. Gingivite ulcéro-membraneuse. — Voir *Stomatite ulcéro-membraneuse*.

Gingivite expulsive. — Voir *Périodontite expulsive*.

Glossite. — 1° *Superficielle*. — Faire disparaître la cause (bord tranchant d'une dent, racine, etc.), lavages antiseptiques tièdes.

2° *Profonde*. — Supprimer l'administration du mercure, si la glossite est survenue au cour d'un traitement mercuriel. Lavages antiseptiques, collutoires astringents. S'il y a menace de suffocation, incisions profondes de chaque côté de la ligne médiane, sangsues à la région sus-hyoïdienne et sous la langue ; si cela ne suffit pas, faire la trachéotomie. S'il y a abcès, ouvrir dès que le pus est collecté.

Glossite syphilitique. — 1° *G. scléreuse.* — Écarter toutes les causes d'irritation, tabac, racines, bord tranchant des dents ; iodure de potassium à l'intérieur 1 à 4 grammes.

2° *Gomme de la langue.* — Iodure de potassium à l'intérieur 4 à 8 grammes, frictions mercurielles. Traiter énergiquement, de bonne heure, pour éviter l'ulcération des gommes.

Grenouillette.—Ouvrir la poche, exciser les portions exubérantes, toucher la paroi interne avec une solution de nitrate d'argent ou de chlorure de zinc. S'assurer de la perméabilité du canal de Wharton. S'il y a récidive, extirpation complète de la poche.

Hémorragie. — Voir *Accidents de l'extraction des dents.*

Hyperesthésie de la dentine.—Voir *Carie du* 2° *degré, Odontalgie.*

Kystes radiculaires. — Traitement de la carie du 4° degré. Pointes de feu sur la gencive au niveau du kyste. Electrolyse (Foulon), le pôle positif dans le canal de la racine atteinte, le pôle négatif sur la gencive à l'endroit correspondant au siège du kyste. Résection *in situ,* de la pointe de la racine ; cautérisation, à l'aide de chlorure de zinc cristallisé, du kyste préalablement mis à nu ; extraction de la dent, suivie ou non de réimplantation.

Kystes folliculaires, kystes multiloculaires. — Extirpation complète de la tumeur.

Kystes muqueux du sinus. — Ouvrir le sinus par l'alvéole de la première grosse molaire, en évacuer le contenu, curetter les parois et tamponner à la gaze iodoformée.

Leucoplasie buccale. — Éloigner toutes les causes d'irritation, racines, bord tranchant des dents, etc. ; suppression *absolue* du tabac (en prévenant le malade de l'importance de cette prescription, afin de la faire observer), des boissons alcooliques, des mets épicés. Chlorate de potasse *intus et extra*. Cautérisation à l'acide chromique (Vidal), l'acide salicylique (Leloir), l'acide lactique concentré (Joseph), nitrate acide de mercure (Devergie). (N'employer toutefois les cautérisations qu'avec réserve), applications de baume du Pérou (Rosenberg), hydrate de chloral (Viau). Calmer les douleurs à l'aide de collutoires à la cocaïne.

Surveiller attentivement la marche de cette affection, et dès qu'apparaissent des signes de dégénérescence cancéreuse, intervenir chirurgicalement.

Luxation des dents. — Si le déplacement est faible, réduire la luxation et maintenir les dents en bonne position à l'aide de ligatures ou d'un petit appareil prothétique. Lavages antiseptiques fréquents, faire sur la gencive des applications de teinture d'iode et d'aconit. Si les dents sont complètement sorties de l'alvéole ou ne tiennent presque plus, les réimplanter (1), si l'état du maxillaire le permet.

Luxation de la mâchoire inférieure. — Réduire la luxation ; pour ce faire, s'entourer les pouces d'un linge, et, se plaçant devant le malade assis et la tête solidement maintenue, placer ceux-ci sur la face triturante des dernières molaires, les autres doigts placés sur le bord inférieur de l'os, de façon à tenir solidement la mâchoire de chaque côté. Exagérer alors l'ouverture de la bouche tout en attirant la

(1) Voir *Clinique dentaire* (*Manuel du Chirurgien dentiste*).

mâchoire en avant ; exercer alors une pression énergique sur les molaires à l'aide des pouces, surtout
du côté luxé, comme pour abaisser l'angle de la
mâchoire. Au moment où la réduction s'opère, por-
ter les pouces en dehors dans le sillon vestibu-
laire, pour éviter d'être mordu. Roth (de Londres)
conseille, pour faciliter les mouvements de réduction,
de fléchir la tête du patient et de l'appuyer sur la
poitrine de l'opérateur qui abaisse sa propre tête
de façon à appuyer son menton sur l'occiput du
malade, après quoi il fait les mouvements de réduction ordinaire. Cette petite variante permet de bien
immobiliser la tête du patient et d'opérer seul tout
en déployant une grande force.

Une fois la luxation réduite, on applique une
fronde ou un bandage approprié pendant quelques
jours afin de prévenir les récidives. Consécutivement
on se trouvera bien du massage pendant quelque
temps pour combattre la laxité des ligaments.

Macroglossie.—Au début, empêcher le prolapsus de
la langue en maintenant la bouche fermée à l'aide
d'une fronde. Quand la langue est procidente et ne
peut plus rentrer, amputer la portion hypertrophiée
et redresser les dents et le maxillaire.

Muguet. — Lavages antiseptiques de la bouche.
Collutoires alcalins et antiseptiques.

<pre>
Borate de soude.................   1 gramme.
Saccharine....................   0 gr. 25
Glycérine.....................   20 grammes.
</pre>

Une cuillerée à café d'eau de chaux avant chaque
tétée (Archambault) ; benzoate de soude, *intus et
extra* (Tardeus). Proscrire absolument de l'alimentation le sucre sous toutes ses formes. Soutenir les
forces du malade, toniques, alcool, quinquina. Isoler
le malade, si c'est un enfant en contact habituel

avec d'autres enfants, désinfecter tout ce qui a été dans sa bouche ou en contact avec sa salive, biberon, sein, etc.

Nécrose des maxillaires. — 1° Nécrose simple. — Désinfection soigneuse de la bouche et de la région malade à l'aide de lavages antiseptiques énergiques et fréquents ; dès que le séquestre est mobile, l'enlever en faisant pour cela les débridements nécessaires soit du côté de la muqueuse, soit, s'il n'y a pas moyen autrement, du côté de la peau. Fragmenter au besoin le séquestre pour éviter une trop grande incision. Remédier par un appareil de prothèse aux déformations subséquentes.

2° Nécrose syphilitique. — Mêmes indications que ci-dessus, mais donner en outre un traitement antisyphilitique énergique dès le début pour arrêter le processus destructeur : frictions mercurielles, iodure de potassium 4 à 8 grammes par jour.

3° Nécrose phosphorée. — Prophylaxie : supprimer l'emploi du phosphore blanc. Traiter les dents cariées ; hygiène buccale très minutieuse. Quand l'affection s'est déclarée, faire cesser immédiatement la profession ; iodure de potassium à l'intérieur ; calmants ; lavages antiseptiques de la bouche, puis des foyers de suppuration, quand celle-ci s'est établie ; soutenir les forces du malade. Attendre pour opérer que le séquestre soit mobile, à moins que l'épuisement du malade n'exige une intervention plus précoce.

Névralgies d'origine dentaire. — Traiter la cause. Sauf dans quelques cas exceptionnels, la médication interne et les applications cutanées seront superflues.

Névralgie faciale (prosopalgie, tic douloureux de la face). — Rechercher la cause, si c'est possible (paludisme, syphilis, etc.), traiter l'affection en conséquence (quinine, iodure de potassium, etc.).

Dans la névalgie faciale, les moyens externes, froid, vésicatoire, pointes de feu, sont moins utiles que pour les autres névralgies ; l'électricité (galvanisation) a donné de nombreux succès. Médication interne : la morphine et l'antipyrine sont infidèles ; quinine, quand on soupçonne le paludisme et même en dehors de celui-ci ; exalgine ; gelsémime ; aconitine ; acétanilide (donne de très bons résultats); sulfate de cuivre ammoniacal ; préparations de zinc ; phosphore, chlorure d'ammonium ; valérianate et cyanure de zinc. Si la médication interne et la médication externe ne donnent pas de résultat, on aura recours à la résection nerveuse, voire même à la section du ganglion de Gasser (Horsley, Rose). On pourra auparavant essayer, s'il y a lieu, la résection du bord alvéolaire (Gross, Jarre).

Noma. — Voir *Gangrène de la bouche.*

Odontalgie. — Rechercher la cause et la traiter. Contre le phénomène douleur, le traitement varie suivant les cas.

A. Odontalgie par carie du 2e degré. — Pansement occlusif (ouate simple ou imbibée d'une teinture résineuse) ou avec adjonction d'essence de girofle, d'acide phénique en solution alcoolique ; obturation provisoire à la gutta-percha. Voir *Carie du 2e degré.*

B. Odontalgie par carie du 3e degré (Pulpite). — Appliquer sur la pulpe gros comme une tête d'épingle du mélange suivant :

Chlorhydrate de cocaïne.............. }
—   de morphine............ } p. e.
Essence de girofle........ q. s. pour une pâte épaisse,

et recouvrir de gutta-percha en interposant un petit morceau de papier d'amiante et en foulant très légèrement.

C. Odontalgie par carie du 4e degré (périostite). —

Ouvrir largement la chambre pulpaire et les canaux, les nettoyer à l'aide de mèches chloroformées et de lavages en évitant de chasser au delà de l'apex des produits septiques, ce qui amènerait une exacerbation des phénomènes inflammatoires et douloureux. Applications révulsives sur la gencive ; en cas d'abcès, ouvrir de bonne heure. On pourra prescrire un peu d'antipyrine à l'intérieur, 0^{gr},25 à 1 gramme.

D. ODONTALGIE PAR PÉRIOSTITE TRAUMATIQUE. — Applications révulsives et calmantes sur la gencive.

E. ODONTALGIE PAR PÉRIODONTITE. — Lavages antiseptiques des culs-de-sac, applications révulsives sur la gencive.

F. ODONTALGIE PAR CAUSE EXTRA-DENTAIRE. — Agir suivant cette cause (compression nerveuse par tumeur, ostéite, etc.).

Odontome. — Enlever la tumeur en reséquant, si cela est nécessaire pour faciliter sa sortie, une portion de l'arcade alvéolaire. Si la tumeur est très volumineuse, la résection du maxillaire peut être nécessaire. S'il s'agit d'un odontome coronaire limité et de petit volume, il n'est pas nécessaire, bien entendu, d'enlever la dent ; s'il était gênant par sa situation, on pourrait l'enlever à l'aide de la lime et de la meule.

Ostéo-périostite alvéolo-dentaire. — Voir *Périodontite expulsive*.

Ostéo-périostite des maxillaires. — Reconnaître la cause et la combattre ; si c'est une périostite alvéolo-dentaire qui est le point de départ des accidents, enlever la ou les dents malades. Tout à fait au début, lavages antiseptiques fréquents de la bouche et onctions avec l'onguent mercuriel pour enrayer, si possible, la suppuration ; s'il y a du pus, lui donner issue le plus tôt possible par une incision faite de façon à permettre son évacuation

facile, ce que l'incision par la voie buccale ne permet
pas toujours ; il faudra donc faire dans ces cas une
incision cutanée allant jusqu'à l'os. Drainage de la
plaie, lavages antiseptiques de celle-ci et de la
bouche.

Paralysie faciale.— Reconnaître et traiter la cause.
Paralysie *a frigore* : Électricité : au début on emploiera la faradisation, plus tard les courants continus ; s'il y a atrophie musculaire, massage.

**Périodontite expulsive (ostéo-périostite alvéolo-
dentaire, pyorrhée alvéolaire, gingivite expulsive.**
— Nettoyage minutieux des dents bien au-dessous
du collet, lavages des culs-de-sac à l'eau oxygénée,
applications topiques d'iodure de zinc (Harlan)
ou de chlorure de zinc ; au début, pointes de feu
sur la gencive ; hygiène buccale très minutieuse,
collutoires astringents et antiseptiques : chlorure de
zinc, tannin, eau de Rabel (Dubois). Si l'articulation est défectueuse, la modifier, si possible, par un
appareil de prothèse.

Bien d'autres traitements ont été vantés contre
cette affection : la teinture d'iode à l'intérieur
(Graves), en badigeonnages (Marchal de Calvi) ;
l'acide chromique (Magitot) ; le raclage de la dent
et du bord alvéolaire (Rigg) ; l'excision en V du
cul-de-sac gingival, suivie de la cautérisation au
galvanocautère des bords de la plaie (Cruet) ; recouvrir les dents d'une plaque de cuivre (Atkinson).

Périostite.— A. Périostite traumatique. — Lavages
antiseptiques, révulsion sur la gencive à l'aide de la
teinture d'iode, des pointes de feu, des capsicum
bags ; scarifications. Si le traumatisme a amené la
mortification de la pulpe, trépaner la dent et la traiter comme une carie du 4e degré.

B. Périostite consécutive a l'infection pulpaire. —
1° *Aiguë.* — Ouvrir largement la chambre pulpaire et

les canaux de la dent, les nettoyer à l'aide de mèches et de lavages antiseptiques ; scarifications profondes, sangsue sur la gencive, badigeonnages de teinture d'iode, capsicum bags. S'il y a abcès alvéolaire, l'ouvrir. Laisser la dent pendant plusieurs jours débouchée, en faisant obturer la dent à l'aide d'une boulette d'ouate au moment des repas. Traiter ensuite la carie (Voir *Carie du 4ᵉ degré*).

2⁰ *Chronique*. — Faire disparaître la cause ; badigeonnages de teinture d'iode sur la gencive, ignipuncture (Voir *Abcès alvéolaire*, pour les cas où la périostite se complique d'abcès alvéolaire, avec ou sans fistule. Voir également *Kystes radiculaires*).

Phlegmon gangreneux du plancher de la bouche (angine de Ludwig). — Inciser de très bonne heure, soit au bistouri, soit au thermocautère ; l'incision doit être très profonde, et il faut que celle-ci traverse le mylo-hyoïdien qui limite inférieurement le plancher de la bouche. Lavages antiseptiques de la plaie et de la cavité buccale ; extraction de la dent ou des dents qui ont été le point de départ de l'affection.

Phlegmon gingival. — Ouvrir au bistouri ou au thermocautère, lavages antiseptiques ; traiter la cause.

Prognathisme. — Voir *Orthodontie* (1).

Prosopalgie. — Voir *Névralgie faciale*.

Psoriasis buccal. — Voir *Leucoplasie*.

Pulpite. — 1⁰ PULPITE AIGUE. — Enlever avec précaution les débris alimentaires ou autres qui se trouvent dans la carie, en évitant d'exercer la moindre pression au voisinage de la pulpe ; lavages antiseptiques tièdes ; faire saigner la pulpe pour la décongestionner, appliquer ensuite un pansement avec

---

(1) Voir *Prothèse* (*Manuel du chirurgien dentiste.*)

cocaïne et morphine (Voir *Odontalgie*), pratiquer en-suite la destruction de la pulpe (Voir *Carie du 3ᵉ degré*).

2° PULPITE CHRONIQUE. — Détruire la pulpe (Voir *Carie du 3ᵉ degré*).

Pyorrhée alvéolaire. — Voir *Périodontite expulsive*.

Résorption des racines. — Extraction de la dent.

Scorbut. — Traitement surtout hygiénique. Soustraire le malade aux causes de l'affection. Habitation dans un lieu sec et ensoleillé, vêtements chauds, bon régime, fruits acides, légumes verts, antiscorbutiques, radis, cochléaria, cresson, oignons, etc., amers, ferrugineux, exercice. Perchlorure de fer à l'intérieur. Contre l'œdème, frictions alcooliques (C. Paul). Nettoyage des dents, lavages fréquents de la bouche avec une solution antiseptique et astringente, collutoires astringents, glycérolé tannique.

Sinusite. — Voir *Abcès du sinus*.

Stomatite. — De même que dans la gingivite, qui n'est qu'une localisation de la stomatite, le traitement dans ses grandes lignes varie peu. Quelle que soit la cause première de l'affection, il devra toujours débuter par un nettoyage minutieux des dents, que l'on fera suivre de lavages antiseptiques fréquents, auxquels on pourra adjoindre, suivant les cas, des collutoires antiseptiques ou astringents :

1° GINGIVO-STOMATITE TARTRIQUE. — Voir *Gingivite*.

2° STOMATITE MERCURIELLE. — Cette stomatite étant produite par deux facteurs étiologiques, absorption de mercure et infection buccale, c'est à ces deux éléments qu'il faudra s'adresser. Donc : 1° supprimer l'absorption du mercure ; 2° combattre l'infection, ainsi qu'il est dit pour les stomatites en général.

Il est très important de prendre des mesures prophylactiques contre cette affection : pour cela, le traitement mercuriel ne doit *jamais* être prescrit avant un nettoyage complet de la bouche, le malade devant en outre, pendant tout le cours du traitement, suivre de la façon la plus minutieuse les règles de l'hygiène buccale (Voir p. 191), et pratiquer des lavages avec une solution de thymol à 4 p. 1000, ou de sublimé à 1 p. 4000.

3° STOMATITE APHTEUSE. — Suspendre l'usage du lait non bouilli, du beurre frais et du fromage ; traitement des stomatites en général. Les ulcérations aphteuses pourront être touchées soit avec la teinture d'iode, soit avec le nitrate d'argent.

4° STOMATITE ULCÉRO-MEMBRANEUSE. — Traitement local et général.

Le traitement local est celui des stomatites en général ; toucher les ulcérations avec la teinture d'iode, l'acide lactique. Sur les gencives, lorsque la période aiguë sera passée, quelques pointes de feu seront parfois utiles.

Comme traitement général, antisepsie du tube digestif par un purgatif, suivi de l'administration de benzonaphtol en cachets, 1 à 4 grammes par jour.

Syphilis buccale. — Traitement de la syphilis en général.

Au point de vue local, s'il s'agit d'un *chancre* siégeant sur la lèvre, on y fera des applications de pommade au calomel, si le chancre est intrabuccal, collutoires au chloral à 1/20.

Les *plaques muqueuses* seront touchées avec le crayon de nitrate d'argent.

Le traitement des accidents tertiaires, *gomme* de la langue, du palais, etc., ne présente rien de particulier, si ce n'est la réparation, par un appareil prothétique ou une opération autoplastique, des désordres produits, quand le traitement général n'a pu enrayer la marche des accidents. Il importe de prescrire de très bonne heure et à dose élevée, le mercure en frictions ou ses sels en injections hypodermiques et l'iodure de potassium, 4 à 8 grammes par jour.

Tuberculose buccale. — Traitement général. Cautérisation des ulcérations par l'ignipuncture, l'acide lactique ; application de naphtol camphré (Fernet), de teinture d'iode. On a conseillé le raclage des ulcères à la curette tranchante. Contre les douleurs, on prescrira des collutoires à la cocaïne 1/10.

Tumeur de la membrane périradiculaire. — Extraction de la dent.

Tumeur de la pulpe. — Destruction au thermocautère de la portion exubérante, ensuite application d'acide arsénieux pour achever le traitement (Voir *Carie du 3ᵉ degré*).

Ulcérations buccales. — Agir suivant la cause de l'ulcération, cause que l'on devra faire disparaître, si possible.

Dans les ulcérations traumatiques, des lavages antiseptiques de la bouche suffiront, une fois la cause enlevée, pour amener la guérison.

Dans les formes chroniques on recourra parfois à des applications irritantes, teinture d'iode, nitrate d'argent ; celles-ci devront être proscrites, bien entendu, dans les ulcérations d'origine cancéreuse (Voir *Stomatite, Syphilis, Tuberculose buccale, Gingivite*).

DEUXIÈME PARTIE
HYGIÈNE BUCCALE

CHAPITRE PREMIER
PRINCIPES D'HYGIÈNE

BUT ET UTILITÉ. — L'hygiène buccale a pour but la conservation à l'état de santé des organes et des tissus bucco-dentaires.

Le tartre se déposant continuellement sur les dents et les causes d'infection du milieu buccal étant incessantes, on conçoit que les précautions hygiéniques combattant la production de ces divers phénomènes doivent être pratiquées d'une façon constante, même lorsque tous les organes et tissus bucco-dentaires sont dans un état d'intégrité parfaite.

En faisant de l'hygiène buccale on fait en même temps de l'hygiène générale ; en effet, même à l'état de santé, on peut rencontrer dans la bouche des germes sans action habituelle dans ce milieu, mais qui peuvent de là aller dans d'autres organes, voies respiratoires, tube digestif, par exemple, et s'y développer en donnant lieu à des phénomènes morbides. Il convient donc de détruire ces germes alors qu'ils sont assez facilement attaquables ; c'est encore une indication à laquelle pourvoit l'hygiène buccale.

Soins hygiéniques. — Les soins hygiéniques de la bouche comportent deux points principaux : 1° le *nettoyage des dents;* 2° la *désinfection de la cavité buccale.*

Nettoyage des dents. — Le nettoyage mécanique des dents s'effectuera au moyen d'une brosse dont les soies seront suffisamment résistantes pour enlever les dépôts calcaires ou autres formés sur les dents, c'est dire que les brosses molles, les brosses de caoutchouc, etc., devront être absolument proscrites.

On adjoindra à la brosse l'emploi d'une poudre dentifrice appropriée ; celle-ci, dont les divers composants pourront varier dans leurs proportions, devra être en poudre très fine, alcaline, antiseptique et généralement astringente, afin 1° de ne pas rayer l'émail des dents, 2° de neutraliser les liquides à réaction acide, 3° d'antiseptiser la bouche dans une certaine mesure et 4° enfin d'exercer une légère action tonique sur les gencives.

Voici la formule que nous prescrivons généralement :

Carbonate de magnésie.....	⫲ 10 grammes.
— de chaux........	
Borate de soude...........	5 —
Tannin....................	1 gramme.
Saccharine................	⫲ 0 gr. 25
Carmin	
Essence de menthe........	XII gouttes.
— de rose	II —

Le brossage des dents devra être fait au minimum une fois par jour.

Au brossage des dents on ajoutera avec avantage le nettoyage des interstices dentaires à l'aide d'un fil de soie ou de caoutchouc (Andrieu), passé entre les dents.

Désinfection de la cavité buccale. — Le nettoyage

des dents constitue le premier acte de la désinfection buccale. En effet, en débarrassant les dents du mucus qui les recouvre et des débris alimentaires qui peuvent se trouver dans leurs interstices, il rend possible l'action des liquides antiseptiques que l'on emploie pour la désinfection proprement dite et qui sans cela n'exerceraient qu'un rôle peu appréciable.

La désinfection de la cavité buccale s'obtient par des lavages à l'aide de diverses solutions antiseptiques. Il faut savoir que, si l'emploi de quelques gouttes d'eau dentifrice dans un verre d'eau peut être utile comme rince-bouche, cela est tout à fait insuffisant, comme antisepsie ; ce sont des solutions *réellement antiseptiques* qu'il faut employer et c'est donc parmi celles-ci que l'on devra choisir.

La plus puissante est certainement la solution de sublimé ou celle de biiodure ; mais, à moins d'indications particulières, et alors il ne s'agit plus d'hygiène mais de traitement, les solutions de sels mercuriels doivent être absolument proscrites pour l'hygiène buccale ; elles ont en effet une saveur extrèmement désagréable et qui persiste vingt-quatre heures encore après leur emploi.

L'eau phéniquée à 1 p. 100, l'eau thymiquée à 4 p. 1000, leur sont préférables, et c'est à la solution thymiquée que nous donnons la préférence.

Dans une bouche en assez bon état, la solution boriquée à 4 p. 100, ou mieux la solution sursaturée par l'adjonction de magnésie calcinée, est suffisante pour les usages journaliers et elle a l'avantage d'être à peu près insipide.

Ce qui vient d'être indiqué plus haut constitue les soins journaliers que le dentiste doit faire pratiquer à ses patients d'une façon très stricte, en leur en faisant comprendre toute l'importance.

Mais si ces précautions hygiéniques ont une très grande importance, il faut savoir aussi qu'elles ne suffisent pas à mettre les dents complètement à l'abri de la carie; on ne peut modifier la texture de la dent, facteur capital dans l'étiologie de la carie dentaire (1), ni réaliser d'une façon permanente l'antisepsie idéale. Il importe donc au plus haut point qu'une bouche soit visitée au moins une fois par an, plus souvent pour les bouches à très mauvaises dents, afin que la carie dentaire soit traitée dès le début.

« L'obturation pratiquée pour les plus petites cavités a non seulement un effet curatif, mais encore des résultats prophylactiques, sur les dents voisines; ainsi qu'on l'on l'a vu plus haut, si, à l'âge adulte, par suite de la plus grande résistance de la dentine, certaines caries peuvent rester stationnaires ou progresser lentement, dans l'adolescence l'intervention au début de l'affection est impérieusement indiquée quand on veut limiter ses ravages.

« Le praticien fera bien de donner à ses patients des notions élémentaires d'hygiène dentaire, de leur montrer leur importance, et d'expliquer comment la conservation des dents est subordonnée au traitement de la carie dentaire dès son apparition. Il démontrera que le patient ne peut presque jamais soupçonner la carie au début, et que, sans une enquête minutieuse, le dentiste, avec tous ses moyens d'exploration, ne la découvre parfois que difficilement (2). »

Hygiène buccale chez les enfants. — Les considérations qui précèdent concernent aussi bien les dents temporaires que les dents permanentes.

Ces dents doivent être conservées avec grand soin

(1) Voy. Frey, *Pathologie de la bouche et des dents.* (*Manuel du Chirurgien dentiste.*)

(2) Dubois, *loc. cit.*

jusqu'au moment de leur chute normale. Leur chute prématurée a une influence fâcheuse sur la mastication qui est forcément moins parfaite et sur l'arrangement des dents de remplacement. A la suite de cette chute prématurée, les dents permanentes font souvent leur éruption un peu plus tôt, mais, leur calcification étant moins avancée qu'à l'époque de l'éruption normale, elles sont donc plus exposées à la carie. On se rend aisément compte en outre que la carie compliquée de ces dents, très fréquemment accompagnée de périostite phlegmoneuse, retentit d'une façon fâcheuse sur la dent sous-jacente en voie de formation.

L'intervention pour le traitement des dents temporaires devra se produire de très bonne heure, la carie de ces dents étant à marche très rapide. On devra également chez les enfants corriger les irrégularités qui se produiront dans l'arrangement des dents permanentes : celles-ci, outre la défectuosité qui en résulte au triple point de vue de l'esthétique, de la mastication et de la prononciation, favorisent en effet l'éclosion de la carie (1).

HYGIÈNE BUCCALE DANS LES MALADIES GÉNÉRALES. — Les préceptes que nous venons de formuler s'appliquent à l'individu en bon état de santé générale. En cas de maladie générale les soins de la cavité buccale ne devront pas être négligés.

Si le malade est en état de le faire lui-même, on lui fera pratiquer les soins ordinaires de la bouche avec des lavages antiseptiques plus fréquents, les fermentations buccales étant plus actives dans l'état de maladie.

Si le malade est hors d'état de se nettoyer la bouche lui-même, les gardes-malades devront le faire à l'aide

(1) Voir P. Martinier, *Clinique de prothèse. Orthodontie.* (*Manuel du Chirurgien dentiste.*)

d'une brosse à dents, de tampons d'ouate montés
sur une petite tige de bois et imbibés de solution
antiseptique, et on pratiquera des lavages antiseptiques fréquents de la cavité buccale à l'aide d'un
laveur ou d'une seringue.

CHAPITRE II

FORMULES DE DENTIFRICES

Nous ne donnons ici que quelques formules, pensant
qu'il est inutile de multiplier les formules semblables.

Nous plaçons en tête les poudres, auxquelles,
avons-nous dit, nous accordons une bien plus grande
importance qu'aux eaux et élixirs dentifrices qui
aux doses où ils sont employés, ne peuvent remplir que le rôle d'un produit de parfumerie.

Pour les formules des solutions antiseptiques, on
les a déjà vues au chapitre *Médicaments*, il est inutile de les reproduire ici.

ARTICLE Iᵉʳ. — POUDRES DENTIFRICES.

Carbonate de magnésie	ãã 10 grammes.
— de chaux........	
Borate de soude...........	5 —
Tannin....................	1 gramme.
Saccharine................	ãã 0 gr. 25
Carmin....................	
Essence de menthe.........	XII gouttes.
— de rose...........	II —

M. p. et f. s. a. une poudre finement pulvérisée
(M. Roy).

Carbonate de chaux.......	
Hydrocarbonate de magné-	ãã 100 grammes.
sie.....................	
Quina gris................	
Essence de menthe........	1 gramme.

M. (Codex).

Magnésie..................... }
Craie précipitée............ } ãã 20 grammes.
Talc de Venise   10   —
Salol   5   —
Bicarbonate de soude.......   3   —
Saponine...................   1 gramme.
Essence de menthe........   q. s.

M. Passer au tamis de soie (G. Viau).

Charbon......................   20 grammes.
Carbonate de chaux...........   20   —
Quinquina rouge   12   —
Magnésie calcinée.............   16   —
Essence de menthe............   X gouttes.
(Magitot).

Résorcine....................   2 grammes.
Salol   4   —
Iris pulvérisé..   40   —
Carbonate de chaux pulvérisé..   8   —
(Vigier).

Article II. — Savon. — Opiat.

Savon dentifrice.

Savon de magnésie............   10 grammes.
Carbonate de chaux précipité..   9   —
Essence de roses.............   X gouttes.
   —   de menthe anglaise...   X   —
   —   de lavande..........   1 gramme.
Carmin.......................   0 gr. 10

Savon mou (Magitot).

Opiat dentifrice.

Chaux précipitée ....   48 grammes.
Poudre d'iris................   48   —
Savon blanc de Castille.......   12   —
Borax pulvérisé..............   12   —
Glycérine ....   q. s. pour faire une pâte molle.

M. S. A. (W. Harlan).

ARTICLE III. — EAUX DENTIFRICES.

Alcool à 90°..................	1000 grammes.
Essence de menthe..........	10 —
— de badiane.........	6 —
— d'anis..............	2 —
Teinture de benjoin.........	}
— de cochenille.......	} āā 5 —

M. et filtrez. Une cuillerée à café dans un demi-verre d'eau (G. Viau).

Anis vert....................	64 grammes.
Cannelle.....................	10 —
Girofle......................	1 gramme.
Pyrèthre....................	4 grammes.
Cochenille...................	5 —
Crème de tartre.............	5 —
Benjoin......................	}
Myrrhe......................	} āā 2 —
Essence de menthe..........	4 —
Alcool à 90°................	2000 —

M. Eau de Botot. — Concasser et faire macérer huit jours après avoir broyé ensemble la crème de tartre, la cochenille et le benjoin (Codex).

Thymol......................	0 gr. 30
Alcoolat de mélisse..........	50 grammes.
Teinture de ratanhia.........	15 —
Essence de menthe..........	}
— de girofle..........	} āā 1 gramme.

(Schlencker).

Acide phénique pur..........	3 grammes.
Essence de citron...........	3 —
— de menthe.........	5 —
Alcool à 60°................	1000 —

(Redier).

Salol.......................	1 gramme.
Alcool à 90°................	100 grammes.
Essence de roses............	I goutte.
— de menthe.........	II gouttes
Teinture de cochenille.......	5 grammes.

(Périer).

TROISIÈME PARTIE

ANESTHÉSIE

L'anesthésie (α privatif, αἴσθησις, sensibilité), signifie, ainsi que son nom l'indique, perte de la sensibilité.

L'*anesthésie dite chirurgicale*, par opposition avec l'anesthésie médicale ou mòrbide, consiste dans l'abolition de la sensibilité provoquée par l'emploi méthodique d'agents spéciaux nommés *anesthésiques*.

Lorsqu'on détermine ainsi l'insensibilité générale et la résolution musculaire, l'anesthésie est *générale* ; si la perte de sensibilité obtenue ne porte que sur un territoire limité, elle reçoit le nom *d'anesthésie locale*. (Chavasse.)

SECTION I. — ANESTHÉSIE GÉNÉRALE

CHAPITRE PREMIER

HISTORIQUE

La découverte de l'anesthésie générale est due à Horace Wells, dentiste à Hartford (États-Unis d'Amérique).

En 1799, les études de Humphry Davy sur le protoxyde d'azote, avaient déjà suggéré l'idée d'employer ce gaz pour les opérations chirurgicales ; mais cette idée n'avait jamais été réalisée et était tombée dans un complet oubli.

En 1844, Horace Wells, après avoir assisté à des expériences de laboratoire faites avec le protoxyde d'azote, eut l'idée d'utiliser ce gaz pour obtenir l'insensibilité dans les opérations chirurgicales : le 11 décembre 1844, il se faisait enlever une dent après avoir respiré du protoxyde d'azote, et l'opération se faisait sans aucune douleur. L'anesthésie générale était découverte.

L'éther, qu'Horace Wells aurait employé aussi pour l'anesthésie, fut surtout introduit dans la pratique chirurgicale par Jackson, chimiste, et Morton, dentiste à Boston (1846).

Enfin, Flourens, en 1847, découvrit les propriétés anesthésiques du chloroforme, et Simpson, à la fin de la même année, employait cet agent pour obtenir l'anesthésie.

CHAPITRE II

PHYSIOLOGIE DE L'ANESTHÉSIE (1)

D'une façon générale, les anesthésiques agissent sur la matière protoplasmique sous toutes ses formes, depuis le protoplasma des cellules végétales (2) jusqu'à celui des cellules nerveuses des animaux supérieurs.

(1) Pour ce qui concerne la physiologie de l'anesthésie nous nous sommes inspirés surtout du traité du professeur Dastre, *Les anesthésiques.*

(2) Les anesthésiques suspendent la germination des graines, et une sensitive, placée sous une cloche avec une éponge imbibée d'éther, cesse de réagir lorsqu'on la touche.

Leur action est universelle et s'exerce sur toutes les parcelles de l'organisme; chacun des éléments de celui-ci est frappé à son tour, à son rang hiérarchique; et celui qui résiste le plus longtemps est celui dont la fonction est le moins élevée dans l'économie. C'est le bulbe rachidien qui est l'organe nerveux le plus réfractaire à l'atteinte de l'anesthésie; et, comme c'est cet organe qui préside à la respiration et à la circulation, ce sont donc ces deux fonctions qui persisteront les dernières.

L'anesthésie chirurgicale n'est autre chose qu'un empoisonnement limité, le premier stade de l'empoisonnement général. Il y a une dose de l'anesthésique par laquelle la conscience et la sensibilité seront éteintes, tandis que les autres fonctions seront épargnées; c'est l'état que le chirurgien cherche à obtenir. Mais si l'anesthésie est poussée plus loin, l'activité des autres organes sera altérée à son tour, et la vie sera en péril. La dose mortelle peut être éloignée de la dose utile; elle peut en être proche; cela dépend de l'anesthésique et des circonstances où il agit.

L'expérience a démontré que le trait distinctif des anesthésiques généraux est l'universalité de leur action et le caractère passager et transitoire de cette action. Pour qu'un anesthésique soit bon, il faut que son action s'exerce d'une manière graduée et successive.

« Les chirurgiens distinguent donc dans la marche de l'anesthésie quatre périodes : la première est marquée par la suspension des fonctions du cerveau, d'où résulte le sommeil; la seconde est marquée par l'abolition des fonctions de la moelle, considérée comme organe conducteur de la sensibilité, d'où la complète anesthésie; la troisième débute avec l'abolition des fonctions des départements de la moelle qui président aux réactions musculaires, d'où l'inertie et la résolution des muscles; enfin, en tout dernier lieu, le bulbe est atteint, d'où la cessation de la respiration et l'arrêt du cœur, la mort, conséquence fatale de l'anesthésie poussée à son terme extrême.

« Toutefois, tous ces phénomènes paralytiques seront précédés d'une phase d'excitation plus ou moins longue, suivant l'anesthésique employé (1). »

Durant l'anesthésie, le sang s'appauvrit en oxygène et s'enrichit en acide carbonique (P. Bert, de Saint-Martin). Il y a un abaissement de la température dont la cause principale est le ralentissement des oxydations.

La respiration est normale avec un rythme calme et régulier; l'effort inspiratoire n'est pas modifié, mais l'effort expiratoire est très notablement diminué; d'où l'indication de supprimer tout ce qui peut être obstacle à l'expiration.

Le réflexe oculo-palpébral est le dernier réflexe aboli.

Anesthésiques généraux. — Les principaux agents anesthésiques généraux sont le chloroforme, l'éther et le protoxyde d'azote.

Un certain nombre d'autres produits ont été expérimentés depuis quelques années, mais le bromure d'éthyle seul parmi ces agents paraît devoir rester dans la pratique.

Enfin, on a essayé d'associer plusieurs de ces anesthésiques, soit entre eux, soit avec d'autres agents capables d'obvier à certains des accidents qu'ils occasionnent, c'est l'anesthésie par les méthodes mixtes.

Maintenant que nous connaissons la physiologie

---

(1) Dastre, *loc. cit.*

générale de l'anesthésie, nous allons étudier chaque anesthésique en particulier.

CHAPITRE III

ANESTHÉSIE PAR LE CHLOROFORME

Chimie. — Découvert simultanément en 1831, en France par Soubeiran, en Allemagne par Liebig, le chloroforme, $CHCl^3$, est un liquide incolore, très mobile, d'une saveur piquante et sucrée, d'une odeur éthérée agréable. Sa densité à 18° est de 1,48, il bout à 61°. Le chloroforme est très peu soluble dans l'eau. Il communique pourtant à ce liquide une saveur sucrée très marquée. Il se dissout très bien dans l'alcool et dans l'éther. Le chloroforme dissout lui-même le brome, l'iode, le soufre, le phosphore, les corps gras et la plupart des matières riches en carbone.

Le chloroforme brûle difficilement ; une mèche imprégnée de chloroforme brûle avec une flamme verte. Pendant la combustion il se forme de l'acide chlorhydrique.

On prépare le chloroforme en faisant agir sur l'alcool du chlorure de chaux renfermant un excès de chaux (1).

Physiologie. — Dans la physiologie générale de l'anesthésie, c'est le chloroforme que nous avions pris comme type (p. 200) ; il y a donc peu de chose à ajouter en ce qui concerne son action particulière.

L'effet régulier du chloroforme est la vaso-constriction, ce qui favorise l'économie du sang au cours des opérations. Le pouls, d'abord serré et plein, ne

(1) Engel, *Traité élémentaire de Chimie.* Paris, 1895.

tend à devenir mou qu'à la fin, dans la narcose profonde.

La pupille est dilatée dans les premières phases de l'anesthésie, puis elle se contracte progressivement. Pendant la période d'anesthésie profonde, il y a : 1° immobilité absolue de la pupille ; 2° état de constriction. Lorsque l'intoxication mortelle est imminente, la pupille se dilate brusquement.

PRÉCAUTIONS PRÉLIMINAIRES A L'ANESTHÉSIE. — Quel que soit l'agent anesthésique employé, chloroforme ou éther, il y a un certain nombre de précautions à prendre avant de procéder à l'anesthésie. Il faudra tout d'abord avoir le consentement du malade, puis on examinera bien complètement celui-ci au point de vue de l'état général et en particulier de l'état du cœur, afin de s'assurer qu'il n'y a pas de contre-indication à l'anesthésie (Voir p. 231).

Le malade étant à jeun (n'ayant ni bu, ni mangé depuis au moins six à sept heures), est placé dans le décubitus dorsal, la tête à plat et sur un plan résistant. On devra placer le lit ou la table d'opération dans une position telle que la respiration artificielle puisse être pratiquée, si elle venait à être nécessaire.

Les vêtements seront desserrés (en aucun cas on ne tolérera le corset), rien ne devant comprimer le cou, la poitrine et l'abdomen, afin que la respiration soit absolument libre. Si le malade a un appareil prothétique dans la bouche, il sera retiré.

Avant l'anesthésie, on devra se munir d'une pince à langue ou, à son défaut, d'une pince hémostatique ordinaire et de petites éponges montées sur une tige de baleine ou sur des pinces hémostatiques. Enfin, pour le cas où il y aurait de la contracture des mâchoires, on aura un ouvre-bouche, ainsi que des coins de bois ou de caoutchouc, pour maintenir la bouche ouverte.

Enfin, on enduira de vaseline le nez, la bouche et le menton du malade, afin d'éviter la brûlure produite par le contact prolongé du chloroforme (il en est de même pour l'éther).

Mode d'administration. — Pour pratiquer la chloroformisation, on doit avoir du chloroforme absolument pur. Le bon chloroforme est incolore, limpide, de saveur sucrée, d'odeur suave de pomme de reinette. Agité avec de l'eau distillée, il reste transparent; il ne doit ni rougir, ni décolorer le papier de tournesol, ni donner de trouble avec une solution de nitrate d'argent à 1 p. 100 (J. Regnauld). Le chloroforme doit être dans un flacon compte-gouttes; à son défaut, on mettra à un flacon ordinaire un bouchon de liège dans lequel on aura fait deux entailles longitudinales. Enfin, on aura soit un masque, soit une compresse de toile pliée en quatre. C'est ce dernier procédé, dit de la compresse, qui est le plus usité. Quant aux masques, ils se composent essentiellement d'un tissu un peu spongieux, tendu sur une armature métallique.

Le chloroforme est donné d'une façon un peu différente suivant les opérateurs; c'est ainsi que certains le donnent à dose massive, c'est-à-dire que, dès le début de l'anesthésie, ils donnent à respirer au malade une grande quantité de chloroforme non mélangé d'air. C'est là une mauvaise pratique; le chloroforme doit être donné à dose progressive et mélangé d'air en assez grande proportion, surtout au début.

Toutes les précautions préliminaires ayant été prises, on commence la chloroformisation. On verse sur la compresse (c'est le procédé de la compresse que nous décrivons) 1 à 2 grammes de chloroforme, de façon à avoir une tache de la grandeur d'une pièce de 5 francs (Gosselin), et on la place disposée en cornet au-devant de la bouche et du nez du malade, à 5 ou 6 centimètres de ceux-ci, en lui enjoignant de respirer tranquillement, quoique avec assez de force. On causera avec le malade, on le fera compter, afin qu'il ne cherche pas à se défendre contre l'anesthésique et qu'il l'inhale régulièrement (1). Quand la compresse est desséchée ou qu'elle n'a plus d'odeur, on ajoute une nouvelle quantité de chloroforme, et on rapproche progressivement la compresse de la bouche et du nez du malade, en augmentant à chaque fois la dose de chloroforme, sans dépasser toutefois 4 grammes. Ces précautions ont pour but d'habituer le malade à l'odeur du chloroforme en ne lui donnant celui-ci au début que mélangé avec une grande proportion d'air.

Le malade perd peu à peu la notion des choses extérieures, il ne répond plus aux questions posées; puis arrive la période d'excitation avec la loquacité, mouvements désordonnés des membres. A ce moment, le malade a souvent des spasmes respiratoires : il faut alors éloigner la compresse, frictionner avec la main les parties latérales du thorax, de façon à exciter les mouvements respiratoires, et engager le malade à respirer en l'interpellant à haute voix. On agit de même quand le malade respire mal, irrégulièrement, trop doucement.

S'il y a des vomissements, on nettoie très rapidement la bouche du malade avec une éponge montée, et on lui donne de nouveau du chloroforme à dose plus élevée, ce qui arrête les vomissements.

Durant toute l'anesthésie, le pouls doit être surveillé avec soin. S'il est serré, petit, on éloigne un peu la compresse ; mais s'il faiblit brusquement, de-

______

(1) P. Chavasse *Nouv. élém. de petite chirurgie.*

vient filiforme, intermittent avec pâleur de la face, on doit suspendre l'inhalation et exciter la respiration (Chavasse).

Il peut arriver au cours de la chloroformisation que la langue du malade se rétracte ; il respire mal et la face se congestionne ; on lui saisit alors la langue avec la pince à langue, et on l'attire hors de la bouche en exerçant même au besoin des tractions rythmées, comme il sera dit plus loin (p. 230).

Au déclin de la période d'excitation, on commence à explorer la sensibilité du malade en le pinçant, en s'assurant si la résolution musculaire est obtenue, et surtout en surveillant fréquemment le réflexe oculo-palpébral. Écartant les paupières du malade, on touchera le globe oculaire avec le doigt ; sous l'influence de cette excitation, tant que l'anesthésie ne sera pas obtenue, les paupières tendront à se refermer ; quand au contraire on est arrivé à la période d'anesthésie confirmée, ce réflexe cesse de se manifester.

À ce moment, il faut cesser de donner du chloroforme : on enlève la compresse et on surveille attentivement le pouls, la respiration et le réflexe palpébral ; dès que celui-ci commence à reparaître, on verse quelques gouttes de chloroforme sur la compresse, et on recommence les inhalations jusqu'à ce que ce réflexe soit de nouveau aboli, après quoi on enlève la compresse pour recommencer de même quand besoin est.

Le réflexe oculo-palpébral doit donc être le guide pour entretenir l'anesthésie ; on suspend immédiatement l'administration du chloroforme quand il cesse ; on la reprend, quand il reparaît.

PRÉCAUTIONS A PRENDRE APRÈS L'ANESTHÉSIE. — « L'opération terminée, on ne doit abandonner le malade que lorsqu'il est complètement revenu à lui ; si le réveil est trop lent, quelques aspersions froides sur la face et la poitrine, quelques appels à haute voix tireront le patient de sa torpeur. Afin de restreindre autant que possible les vomissements qui se produisent dans les douze à vingt-quatre heures qui suivent l'anesthésie, on n'administrera que des boissons froides et des aliments froids, surtout du bouillon en petites quantités à la fois » (Chavasse). Le malade restera couché au moins plusieurs heures après l'opération, même si celle-ci a été de peu de durée, une syncope étant à redouter si le malade se lève trop tôt. C'est dire que, à moins de circonstances spéciales, l'anesthésie chloroformique ne sera pas pratiquée dans le cabinet du dentiste, mais chez le malade lui-même.

MÉTHODE DES MÉLANGES TITRÉS DE P. BERT. — « P. Bert, par ses recherches sur les conditions dans lesquelles apparaissent les accidents graves avec l'emploi du chloroforme, est arrivé à la conviction que l'activité toxique est intimement liée à l'état de tension de la vapeur anesthésique dans le mélange d'air et de chloroforme. Les accidents les plus graves (1), à savoir la syncope respiratoire, proviendraient moins de la quantité du médicament employée que de la proportion suivant laquelle il se trouve mélangé à l'air respiré en vapeur. Ce n'est pas en pesant ou en mesurant la quantité de l'anesthésique qu'on peut apprécier l'effet utile, mais en se basant sur l'état de dilution des vapeurs dans l'air respiré, c'est-à-dire la tension des vapeurs. P. Bert a indiqué la dose moyenne de 8 parties de chloroforme pour 100 parties d'air (2). »

La chloroformisation par les mélanges titrés nécessite un appareil spécial assez compliqué en apparence, inventé par Raphaël Dubois.

(1) P. Bert, *Comptes rendus de l'Académie des sciences,* t. XCVIII, p. 63, 1884.
(2) Chavasse, *loc. cit.,* p. 819.

Cet appareil se compose essentiellement d'une caisse métallique de forme cylindrique, dans laquelle l'air arrive après avoir passé dans un barboteur où, par un mécanisme très ingénieux, une quantité déterminée de chloroforme est versée. La caisse métallique est pourvue d'un piston à double effet actionné par une roue mue elle-même par une manivelle, et assurant en même temps la distribution du chloroforme, qui se règle par un petit dispositif spécial.

Pour se servir de cet appareil, on tourne la manivelle lentement et toujours dans le même sens; le piston s'abaisse et s'élève alternativement, et, en même temps que, d'un côté, il se remplit d'air chargé de chloroforme, d'autre part, il se vide par un tuyau pourvu d'un masque spécial ou d'un tube permettant l'anesthésie par les fosses nasales ou le larynx, dans les opérations sur la face. Le malade respire ainsi de l'air chargé de vapeurs chloroformiques proportionnellement à la quantité de chloroforme versé par l'appareil dans le barboteur.

Pour provoquer l'anesthésie, on emploie le mélange à 10 p. 100, puis l'anesthésie une fois obtenue, on règle l'appareil à 8 p. 100, 6 p. 100 ou 4 p. 100, suivant la durée de l'opération ou la nécessité du cas particulier. Cette modification se fait instantanément sans interrompre le jeu de l'appareil.

CHAPITRE IV

ANESTHÉSIE PAR L'ÉTHER

Chimie. — L'éther employé pour l'anesthésie générale ou locale est l'éther ordinaire ou éther sulfurique (ainsi nommé parce qu'il se prépare à l'aide de l'acide sulfurique; mais celui-ci n'entre pas dans sa composition).

L'éther est un liquide très mobile, d'une saveur brûlante, d'une odeur spéciale; il est plus léger que l'eau. Sa densité à 12° est de 0,723. Il entre en ébullition à 35°. Les vapeurs d'éther sont très inflammables; mélangées à l'air atmosphérique, elles constituent un mélange détonant, aussi faut-il manier l'éther avec beaucoup de prudence. Les vapeurs d'éther sont lourdes et gagnent rapidement les parties inférieures de l'atmosphère.

L'eau ne dissout qu'un dixième environ d'éther. L'alcool le dissout en toute proportion. L'éther est lui-même un dissolvant qu'on emploie fréquemment. Il dissout l'iode, le brome, le phosphore, les graisses, les résines, les alcaloïdes, et en général tous les corps riches en carbone. Plusieurs sels se dissolvent également dans l'éther.

L'éther s'obtient en chauffant à 140° de l'alcool avec de l'acide sulfurique concentré (1).

Physiologie. — Dans ses grands traits, la physiologie de l'éther est identique à celle du chloroforme.

L'éther a une action plus lente et plus graduée, mais une période d'excitation plus grande. Il expose moins que le chloroforme aux syncopes cardiaques. En revanche, c'est un vaso-dilatateur, et il expose par conséquent davantage aux hémorragies en nappe.

La température de l'animal parait s'abaisser un peu plus rapidement avec l'éther qu'avec le chloroforme.

L'anesthésie persisterait quelque temps après le sommeil (M. Robson).

Mode d'administration. — Pour pratiquer l'anesthésie avec l'éther, les précautions préliminaires

____

(1) Engel, *loc. cit*

sont les mêmes que pour la chloroformisation (p. 204).
L'instrumentation est également la même, sauf
pour la compresse qui ne peut être employée; pour
l'éthérisation, il faut toujours un masque. Le plus
employé est celui de Julliard, composé d'une armature en fil de fer, sur laquelle est tendue une pièce
de toile recouverte d'un tissu imperméable (mac-
kintosh, taffetas gommé); dans le fond du masque,
on fixe une éponge ou un morceau de flanelle.

On se sert de l'éther anesthésique à 65°; la quantité d'anesthésique employée pour une anesthésie
est beaucoup plus considérable qu'avec le chloroforme, elle varie de 100 à 200 grammes.

Pour commencer, on verse en nappe 20 à 25 grammes d'éther dans le fond du masque; on présente
celui-ci devant la figure et après deux ou trois respirations, on l'applique étroitement pendant deux à trois
minutes. Au bout de ce temps, on verse encore
20 à 25 grammes; le malade ne tarde pas à s'endormir. On verse alors fréquemment de petites doses
pour entretenir le sommeil (Michaux) (1).

Les précautions à prendre sont les mêmes durant
l'éthérisation que durant la chloroformisation; le
pouls, la respiration et le réflexe palpébral seront
surveillés avec soin et serviront de guides dans l'administration de l'anesthésique.

Le sommeil est remarquable par son caractère
stertoreux dû à l'abondance de la salivation et des
sécrétions bronchiques provoquées par l'éther.

Au réveil, on agira ainsi qu'il a été dit pour la
chloroformisation (p. 207).

_____

(1) Michaux, *Bulletins et mémoires de la Société de chirurgie,*
1894.

CHAPITRE V

ANESTHÉSIE PAR LE PROTOXYDE D'AZOTE

Chimie. — Découvert en 1772 par Priestley, étudié par Humphry Davy, qui le nomma *gaz hilarant*, le protoxyde d'azote (Az^2O) est un gaz incolore, inodore, d'une saveur légèrement sucrée. Il est peu soluble dans l'eau; il l'est un peu plus dans l'alcool.

Soumis à une pression de 30 atmosphères, le protoxyde d'azote se liquéfie à la température de 0°. Le protoxyde d'azote liquide bout à la température de — 88°, et produit en s'évaporant un froid tel qu'une partie du liquide se solidifie.

Le protoxyde d'azote est décomposé facilement à chaud par les corps avides d'oxygène. Les charbons ardents y brûlent avec plus d'éclat que dans l'air, par suite de la plus forte proportion d'oxygène. La combustion du soufre, du phosphore, du sodium, etc., s'opère également dans le protoxyde d'azote.

On prépare le protoxyde d'azote en décomposant l'azotate d'ammonium par la chaleur (1).

Physiologie. — Quoique contenant une proportion d'oxygène plus considérable que l'air atmosphérique, le protoxyde d'azote pur n'est pas un gaz respirable; il se dissout dans le sang, mais il n'est pas décomposé par les globules; les inhalations de ce gaz pur doivent entraîner l'asphyxie comme l'inhalation de tout gaz indifférent.

L'inhalation d'un mélange de protoxyde d'azote et d'air, tout en amenant un certain degré d'insensibilité, n'anesthésie pas.

_____

(1) Engel, *loc. cit.*

Le professeur Dastre a résumé cette action en une brève formule : *Le protoxyde d'azote pur anesthésie, mais il tue par asphyxie; le protoxyde d'azote mélangé d'air ne tue point, mais il n'anesthésie pas.*

Duret et d'autres auteurs sont donc partis de ce fait, pour dire que l'anesthésie obtenue à l'aide du protoxyde d'azote était une conséquence de l'asphyxie et non d'une propriété spéciale à ce gaz. Mais les expériences de P. Bert sur les mélanges de protoxyde d'azote et d'oxygène, dont nous parlerons (p. 216), ont montré que la propriété anesthésique de ce gaz était indépendante et distincte de tout phénomène asphyxique. « Le gaz dissous dans le plasma sanguin, agit sur les éléments nerveux de l'encéphale et de la moelle au contact desquels il est amené. » On ignore la nature de cette action, mais le retour rapide à l'état normal prouve que l'élément nerveux ne subit pas une altération durable ou profonde et n'est pas aussi profondément modifié que dans le cas de l'éther et du chloroforme.

Avec le gaz pur, dans les opérations de courte durée, l'asphyxie n'a pas le temps de se développer; elle ne fait que commencer au moment où l'anesthésie paraît, moment où l'on opère. C'est là le cas dans les opérations dentaires.

Mode d'administration. — *Anesthésie dite dentaire.* — Pour l'anesthésie protoazotée, les précautions préliminaires seront les mêmes qu'avec le chloroforme et l'éther (p. 204); toutefois les prescriptions sont moins rigoureuses en ce qui concerne l'état de vacuité de l'estomac et la position à donner au malade; il suffira qu'il se soit écoulé quelque temps depuis le dernier repas avant l'administration du gaz, et la position assise sera parfaitement tolérée.

Avant de commencer l'anesthésie, on devra placer un coin de bois, de caoutchouc, ou même un simple bouchon de liège entre les arcades dentaires, afin de les maintenir écartées. A ce coin, devra être fixé un fil de sûreté conduit hors de la bouche, afin de pouvoir le retirer s'il se dérangeait.

Le protoxyde d'azote employé est contenu, soit à la pression normale dans un gazomètre, soit comprimé et liquéfié dans des bouteilles de fonte.

Si le gaz est contenu dans un gazomètre, celui-ci est relié par un tuyau de caoutchouc à un masque inhalateur spécial ; s'il est comprimé dans une bouteille, il faut avoir un ballon de caoutchouc portant deux tuyaux ; l'un, reliant le ballon à un robinet à vis placé à une extrémité de la bouteille, l'autre, le reliant au masque inhalateur. On ouvre le robinet de la bouteille, le ballon se remplit, et l'on procède alors comme si le gaz venait directement d'un gazomètre.

Le masque inhalateur est en métal, en forme de cône plus ou moins tronqué, avec un rebord portant un tube de caoutchouc que l'on gonfle à volonté et qui permet l'ajustement parfait du masque sur la figure du patient.

Ce masque présente deux ouvertures, munies de soupape, l'une permettant à volonté l'arrivée du protoxyde d'azote ou de l'air grâce à un verrou, l'autre, la sortie du gaz expiré.

Toutes les précautions préliminaires étant prises, on invite le malade à respirer largement et on lui applique le masque sur la figure en tournant le verrou de façon à faire arriver de l'air seulement, pour l'habituer à respirer dans le masque ; on lui fait faire ainsi trois ou quatre respirations, puis on tourne alors le verrou de façon à faire arriver uniquement du protoxyde d'azote.

Dès les premières inhalations du gaz, le malade ressent du vertige, des bourdonnements d'oreilles, puis, après une courte période d'excitation, il perd la notion des choses extérieures, sa face se cyanose légèrement, et il entre en résolution musculaire. En 30 ou 40 secondes, l'anesthésie est obtenue.

Pour surveiller l'état de la sensibilité du malade durant l'administration du gaz, on aura recours avec avantage au procédé suivant : l'opérateur prévient à l'avance le malade qu'il va compter à haute voix 1, 2, 3, etc. ; à chaque nombre énoncé, celui-ci devra lever légèrement la main. Au début des inhalations, la main se lève très règulièrement, puis les mouvements deviennent un peu précipités (période d'excitation), puis irréguliers; ils cessent enfin complètement 5 à 6 secondes après que l'anesthésie complète est obtenue (Aubeau). On enlève alors le masque, et on opère rapidement, l'anesthésie ne durant que 30 à 40 secondes.

Cependant, si l'opération se prolonge au delà de ce temps, et que « le malade indique par ses mouvements un retour à la sensibilité, il faut cesser l'opération et redonner une nouvelle dose de gaz. L'emploi successif du protoxyde d'azote chez la même personne n'a aucun inconvénient » (Rottenstein) (1).

Le réveil se produit très rapidement, sans vomissements et sans malaise ; le malade peut se lever et sortir quelques instants après ; il n'est pas nécessaire de prendre les mêmes précautions qu'après l'anesthésie par le chloroforme ou l'éther.

ANESTHÉSIE PAR LA MÉTHODE DE P. BERT. — P. Bert, dans ses recherches sur l'action des gaz, avait formulé le principe suivant : L'action des gaz sur l'être vivant est réglée par leur tension partielle. Appliquant ces données à l'anesthésie protoazotée, il arriva à obtenir l'effet anesthésique du protoxyde

____

(1) Rottenstein, *Traité d'anesthésie chirurgicale*, Paris, 1880.

d'azote indépendamment de son effet asphyxique.

Quand le protoxyde d'azote pur est présenté aux poumons, il est à la pression atmosphérique extérieure. Si on le comprime avec un autre gaz, on arrive à en introduire dans les poumons, sous un volume moindre, une quantité égale à celle que l'on introduisait quand il était pur ; l'effet anesthésique sera donc le même, mais l'effet asphyxique ne sera pas identique, si le gaz avec lequel le protoxyde d'azote est mélangé est un gaz respirable, tel que l'oxygène.

La pratique permit de vérifier la justesse de ce raisonnement, et P. Bert obtint ainsi avec le protoxyde d'azote une anesthésie durable et sans interruption, caractérisée par la suppression presque complète de la période d'excitation, le réveil rapide et sans malaise, et une absolue sécurité.

Pour pratiquer l'anesthésie par ce moyen, le protoxyde d'azote est administré mélangé à 1/6 d'oxygène ; dans ce but, le malade, l'opérateur et ses aides sont placés dans un appareil où l'atmosphère est maintenue à une tension de 1/5 supérieure à la normale. Ce procédé donne d'excellents résultats, mais il a l'inconvénient de nécessiter une installation coûteuse et qui n'est pas très pratique.

« Paul Bert en 1883, a cherché à simplifier sa méthode, de manière à administrer le gaz à la pression ordinaire : il fait respirer d'abord le protoxyde d'azote pur, puis continue avec un mélange de 20 parties d'oxygène avec 100 parties de protoxyde, et termine avec le protoxyde d'azote pur ; deux ballons en caoutchouc sont suffisants. Aubeau, toujours dans le même but, emploie un mélange à 40 p. 100 d'oxygène... L'anesthésie commencée avec le gaz pur est continuée avec le mélange.

« En Allemagne, J. Neudoerfer a aussi préconisé

le mélange à la pression ordinaire : 20 volumes d'oxygène pour 80 volumes de protoxyde d'azote qui seraient renfermés dans un ballon en caoutchouc... On a pu maintenir ainsi l'anesthésie pendant une heure (1). »

CHAPITRE VI

ANESTHÉSIE PAR LE BROMURE D'ÉTHYLE

CHIMIE. — Le bromure d'éthyle ($C^2 H^5 Br$), découvert en 1829 par Serullas, est un liquide incolore, d'odeur agréable (s'il a une odeur désagréable, c'est qu'il a été mal rectifié), de densité $= 1,47$, bouillant à $40°$, ininflammable, soluble dans l'alcool et dans l'éther en toutes proportions, très peu soluble dans l'eau. Les propriétés anesthésiques du bromure d'éthyle ont été reconnues par Nunnelcy en 1849.

PHYSIOLOGIE. — Le bromure d'éthyle agit comme un anesthésique très puissant, son action est caractérisée par la rapidité avec laquelle elle se produit, et par la brusquerie avec laquelle elle cesse, sans laisser de trace. La phase de paralysie des extrémités nerveuses est atteinte d'emblée, sans être précédée de la phase d'exaltation, si ce n'est à un degré beaucoup moindre qu'avec le chloroforme et l'éther.

Le bromure d'éthyle produit l'analgésie plus rapidement que l'anesthésie ; la résolution musculaire, souvent incomplète, se produit tardivement.

Le bromure d'éthyle est vaso-dilatateur : cette action se traduit chez l'homme par la congestion de la face ; il excite les sécrétions glandulaires, mais n'exerce pas d'action irritante sur les muqueuses.

(1) Chavasse, *loc. cit.*, p. 828.

Mode d'administration. — L'anesthésie par le bromure d'éthyle se pratique à l'aide d'une compresse. Les précautions préliminaires sont les mêmes que pour l'anesthésie protoazotée.

Ces précautions prises, « le bromure d'éthyle est versé sur la compresse, non à petite dose, comme pour le chloroforme, mais en masse, de 8 à 12 grammes en moyenne (en tout cas, de façon à faire une tache qui couvre l'orifice du nez et de la bouche). On applique la compresse en cornet, hermétiquement, de façon à couvrir le mieux possible le nez et la bouche, celle-ci étant maintenue ouverte (par le coin placé entre les arcades dentaires). On invite alors le malade à faire des inspirations profondes.

« Lorsqu'il respire largement et s'endort sans appréhension, on constate que la tête obéit bientôt, *à un instant précis*, aux mouvements qu'on cherche à lui imprimer avec la main.

« On ne peut pas dire que le patient est en résolution musculaire ; il ne glisse pas du fauteuil, mais il se laisse aller.

« On cesse aussitôt les inhalations et on opère ; la période d'anesthésie confirmée est obtenue.

« Cette période survient au bout de 25 à 45 secondes, suivant les sujets et surtout suivant la façon dont ils respirent. Nous ne croyons pas qu'il soit utile, dans la pratique de l'art dentaire, de prolonger l'inhalation plus d'une minute, même si les signes que nous venons de voir n'apparaissent pas. »

La face est congestionnée, la pupille dilatée. La période d'excitation est parfois très forte, chez les alcooliques et les névropathes.

« La période de sommeil chirurgical dure un temps variable, de 30 secondes à 3 minutes. Il n'est pas rare que la conscience persiste et que le malade perçoive ce que l'on dit, obéisse aux injonctions de l'opérateur.

« Si on a une opération plus longue à faire, si le malade accuse une certaine douleur, si on craint qu'il se réveille trop rapidement, on peut réappliquer la compresse encore humide de bromure, pour qu'il fasse de nouveau quelques inspirations complémentaires (1). »

Le réveil survient rapidement, et au bout de quelques instants, le malade peut se lever et marcher. On observe très rarement des nausées et des vomissements.

CHAPITRE VII

ANESTHÉSIE PAR LES MÉTHODES MIXTES

Article 1er. — Morphine et Chloroforme.

Imaginé et étudié par Cl. Bernard, en 1869, mis en pratique par Nusbaum, en Allemagne, en 1873, ce procédé consiste à faire précéder la chloroformisation d'une injection sous-cutanée de morphine (15 à 20 milligrammes, 15 à 20 minutes avant la chloroformisation). La morphine exerce une action paralysante sur les centres nerveux, en sorte qu'une plus faible quantité de chloroforme est nécessaire pour amener l'anesthésie et la période d'excitation est à peu près supprimée. Les dangers de syncope laryngo-réflexe sont écartés par suite de la diminution de l'irritabilité des voies respiratoires supérieures.

On peut par ce procédé, en donnant de très faibles

(1) Sauvez, *Des meilleurs moyens d'anesthésie à employer en art dentaire*. Thèse de Paris, 1893.

doses de chloroforme, obtenir un état d'analgésie sans anesthésie complète, mais cet état est difficile à maintenir.

Cette méthode a des avantages appréciables : suppression de la période d'excitation, de l'irritation laryngée, et économie de chloroforme (Dastre); elle aurait l'inconvénient d'exposer à la syncope respiratoire qui surviendrait brusquement (F. Franck).

Forné, médecin de marine, a proposé de remplacer dans ce mode d'anesthésie, la morphine par le chloral (2 à 5 grammes), absorbé par les voies digestives, une heure avant l'administration du chloroforme.

ARTICLE II. — MORPHINE, ATROPINE ET CHLOROFORME.

Le procédé de Cl. Bernard, morphine et chloroforme, présente l'inconvénient de favoriser les syncopes cardiaques.

Dans le but d'obvier à cet inconvénient, tout en conservant les bons effets du procédé, Dastre et Morat (1) ont eu l'idée d'associer l'atropine à la morphine injectée avant la chloroformisation. L'atropine en effet détruit l'excitabilité des filets cardiaques du vague et de leur noyau médullaire.

On injecte 15 à 30 minutes avant l'opération, 1 centimètre cube et demi de la solution suivante :

<pre>
Chlorhydrate de morphine.....   o gr. 10
Sulfate d'atropine............   o gr. oo5
Eau distillée.................   10 grammes.
</pre>

Les avantages de cette méthode seraient, d'après Aubert, de Lyon, la sécurité, la rapidité plus grande

(1) Dastre et Morat. *Soc. de biol.*, 1883.

avec laquelle on obtient le sommeil, le calme absolu du malade, la facilité du réveil, la suppression des vomissements, l'économie du chloroforme.

ARTICLE III. — PROTOXYDE D'AZOTE ET ÉTHER.

Un anesthésiste anglais, M. Clover, a proposé l'emploi d'une méthode d'anesthésie mixte qui consiste à sidérer le malade avec le protoxyde d'azote et à continuer ensuite sans transition l'anesthésie par l'éther.

Grâce à ce procédé, on peut éviter la période d'excitation de l'éther, placer en quelques secondes le malade sous l'influence de l'anesthésie et prolonger la narcose aussi longtemps que l'exige l'opération (1).

Cette association très rationnelle a l'inconvénient de nécessiter les appareils spéciaux pour le protoxyde d'azote, mais on y recourra avantageusement chaque fois que l'on possédera ceux-ci.

ARTICLE IV. — BROMURE D'ÉTHYLE ET CHLOROFORME.

Beaucoup des accidents graves de l'anesthésie chloroformique se produisent dans les deux premières périodes de l'anesthésie, tandis que dans la troisième ils sont rares ; le chloroforme est en effet un des anesthésiques qui exposent le moins à la syncope toxique.

Le bromure d'éthyle, au contraire, n'est pas comme le chloroforme un agent irritant pour les muqueuses ; il n'expose pas au danger de la syncope laryngo-réflexe ; son action sur les centres nerveux est plus rapide que celle du chloroforme, il produit rapidement l'anesthésie sans période d'excitation

(1) Rottenstein, *Traité d'anesthésie chirurgicale*, Paris. 1880.

ou avec une excitation très courte. Par contre, il expose beaucoup plus que le chloroforme à l'apnée toxique de la période d'anesthésie confirmée, précisément à cause de la rapidité de son action paralysante. C'est ce qui fait que le bromure d'éthyle n'est employé que pour des opérations de courte durée, où l'administration de l'anesthésique est suspendue sitôt l'anesthésie obtenue.

Le bromure d'éthyle est vaso-dilatateur ; son action est donc contraire à celle du chloroforme, qui est vaso-constricteur.

Ainsi donc, le bromure d'éthyle est excellent durant les deux premières périodes de l'anesthésie et mauvais à la troisième ; le chloroforme, au contraire, laisse à désirer pendant les deux premières périodes et est très bon durant la période d'anesthésie confirmée.

Frappé de ces faits, M. Poitou-Duplessis, en 1889, eut l'idée de réunir ces deux anesthésiques, dont l'association avait déjà été indiquée en 1880 par Lucas Championnière (1).

Dans cette association de deux anesthésiques dont l'action sur la muqueuse d'absorption, sur le cœur, sur la pression sanguine est absolument différente, ainsi que le fait remarquer M. Poitou-Duplessis, les effets anesthésiques s'ajoutent, tandis que les effets toxiques se combattent. Il est parfaitement rationnel d'associer ces deux produits, en amenant l'anesthésie par le bromure d'éthyle et en l'entretenant à l'aide du chloroforme.

On sera d'autant moins exposé aux accidents toxiques de la dernière période que l'on n'aura besoin pour obtenir l'anesthésie que d'une quantité de chloroforme très réduite, ce qui a de plus l'avan-

(1) Poitou-Duplessis, *Union médicale*, 1893.

tage de rendre les vomissements post-opératoires moins fréquents.

Pour pratiquer ce mode d'anesthésie, verser sur le cornet ou la compresse que l'on emploie, le bromure d'éthyle plus largement que le chloroforme, mais sans cependant chercher une action trop rapide ; faire respirer pendant 2 à 5 minutes.

Dès que l'on voit que le malade commence à perdre (sans excitation) le sentiment des choses extérieures, en même temps que la face se congestionne un peu et que la pupille commence à se dilater, substituer le chloroforme, versé d'une façon méthodique, comme dans la méthode ordinaire.

ARTICLE V. — CHLORAL ET MORPHINE.

Pour certaines opérations exigeant un concours actif du malade, certaines opérations sur la face par exemple, Trélat a préconisé un procédé qui n'est pas un procédé anesthésique à proprement parler, mais qui permet néanmoins d'obtenir une insensibilité suffisante du malade.

Ce procédé consiste à administrer une potion contenant 4 à 9 grammes de chloral pour 20 à 40 grammes de sirop de morphine dans 120 grammes d'eau. La potion doit être prise en deux fois à un quart d'heure d'intervalle.

Au bout de 30 à 40 minutes le malade est plongé dans un engourdissement, une torpeur profonde ; cet état, pendant lequel on opère, se maintient pendant une heure et demie environ ; le malade peut obéir aux injonctions du chirurgien, se tourner, cracher, etc.

CHAPITRE VIII

ACCIDENTS DE L'ANESTHÉSIE

On ne peut ranger sous le nom d'accidents de l'anesthésie, les petits incidents qui peuvent se produire au cours de celle-ci et dont nous avons eu occasion de parler en traitant de la pratique de l'anesthésie et de la chloroformisation en particulier ; tels sont les vomissements, les spasmes respiratoires, la chute de la langue, toutes choses que l'on observe plus particulièrement avec l'éther ou le chloroforme, surtout avec ce dernier.

L'accident réellement grave de l'anesthésie, c'est la syncope cardiaque ou respiratoire. La syncope peut se produire à toutes les périodes de l'anesthésie : soit tout à fait au début, soit à la période d'excitation, soit pendant l'anesthésie complète.

Au début de la chloroformisation il peut arriver tout à coup que le cœur cesse de battre ; la figure pâlit, se cyanose et la respiration s'arrête. C'est la syncope du début ou *syncope laryngo-réflexe*, due à un arrêt du cœur par irritation du pneumogastrique (1), sous l'influence d'un réflexe dont le point de

(1) En dehors des ganglions nerveux contenus dans l'épaisseur de ses parois, le cœur est innervé par le pneumogastrique et le grand sympathique. Le pneumogastrique est le nerf modérateur et le grand sympathique le nerf accélérateur. A l'état normal, ces deux nerfs antagonistes se contre-balancent exactement ; mais si le pneumogastrique vient à être excité, les battements du cœur se ralentissent, et s'arrêtent si l'excitation est assez forte ; si au contraire le pneumogastrique est coupé ou paralysé, l'action du sympathique se faisant sentir sans contrepoids, les battements s'accélèrent. C'est le contraire qui se produit quand l'action porte sur le sympathique.

départ serait, pour les uns, la muqueuse laryngienne, pour d'autres, la muqueuse des fosses nasales (A. Guérin) ; réflexe qui siège en tout cas dans la partie supérieure des voies aériennes, puisqu'on ne l'a jamais observé chez les animaux à qui on administre le chloroforme directement par la trachée. Ce réflexe est mis en jeu par l'action irritante des vapeurs de chloroforme sur la muqueuse non encore accoutumée.

« A la période d'excitation, il peut se produire une syncope respiratoire : le sujet cherche à se dresser sur son séant, entre en contraction musculaire tétanique avec la face congestionnée, il est pris de spasme de la glotte, puis tombe à la renverse, mort ; ici les mouvements respiratoires thoraciques sont abolis avant qu'on ait perçu des troubles cardiaques, et le pouls cesse de battre bientôt après (1). »

Au cours de l'anesthésie, la syncope cardiaque peut se produire par un mécanisme différent de celui indiqué pour la syncope laryngo-réflexe : « Si l'administration du chloroforme n'est pas faite avec une continuité absolument graduée ; s'il se produit, par exemple, une inhalation trop brusque pendant les premières périodes du sommeil anesthésique, alors la moelle, sous le flot trop abondant, est prise avec rapidité ; l'excitation, au lieu de se dissiper, éclate brusquement : les accélérateurs cardiaques de la moelle cervico-dorsale exaltent le cœur » ; les battements cardiaques s'accélèrent (150 à 160 pulsations), puis se ralentissent et s'arrêtent ; c'est la syncope secondaire ou bulbaire de Duret. Le ralentissement est dû à la paralysie des centre accélérateurs de la moelle qui succède à leur excitation exagérée, et la syncope est due à l'ac-

---

(1) Chavasse, *loc. cit.*, p. 835

tion des pneumogastriques sollicités dans le bulbe par l'excitation chloroformique qui gagne cet organe pendant que la moelle se paralyse; en d'autres termes, le ralentissement du pouls est médullaire, la syncope est bulbaire. »

Enfin on peut observer une syncope toxique (syncope tertiaire de Duret) par suite des progrès graduels de l'anesthésie : on observe alors des phénomènes de paralysie bulbaire ; cette syncope est la plus grave. Dans cette imprégnation progressive de l'économie, la respiration cesse avant le cœur. Ainsi donc on se souviendra que, dans la chloroformisation avancée, la mort s'annonce par l'arrêt de la respiration (Arloing, P. Bert).

CHAPITRE IX

PROPHYLAXIE ET TRAITEMENT DES ACCIDENTS DE L'ANESTHÉSIE

I. Prophylaxie. — Suivant l'expression du professeur Dastre, le véritable remède aux accidents de l'anesthésie doit être non pas de les traiter, mais de les prévenir.

Aussi, quel que soit l'agent anesthésique employé, le pouls et la respiration devront-ils être constamment surveillés, et l'anesthésie immédiatement suspendue, s'il survient le moindre trouble de l'un ou de l'autre. Le réflexe oculo-palpébral doit être fréquemment consulté; ainsi que nous l'avons déjà dit, ce réflexe doit être le guide pour entretenir l'anesthésie; on suspend immédiatement l'administration de l'anesthésique, quand il cesse de se manifester, la reprenant quand il reparait.

On se rappellera, avec le chloroforme, que lorsque

la pupille se dilate brusquement, l'intoxication mortelle est imminente ; de même que, dans l'intoxication avancée, la mort s'annonce par l'arrêt de la respiration, qui précède l'arrêt du cœur.

Pour éviter la production de la syncope laryngo-réflexe, le chloroforme, ainsi que cela a été indiqué à la pratique de la chloroformisation, devra être donné à doses progressives et très mélangé d air au début, en tenant la compresse d'abord éloignée du nez du malade et la rapprochant peu à peu, afin d'habituer celui-ci à l'odeur de l'anesthésique.

Dans le but de prévenir cette syncope, A. Guérin a proposé d'empêcher l'action des émanations du chloroforme sur les fosses nasales, dont la muqueuse serait pour lui le point de départ du réflexe d'arrêt du cœur. Pour cela, il faut prendre la précaution de presser le nez du malade entre les doigts de la main qui tient la compresse jusqu'à ce que l'anesthésie soit produite (1).

Laborde (2) dans le même but préconise la cocaïnisation (badigeonnages ou pulvérisations) de la muqueuse nasale et pharyngo-laryngée.

Cette pratique a été reprise par Rosenberg (3), qui, à l'aide d'un petit vaporisateur contenant une solution de cocaïne à 10 p. 100, pulvérise dans chaque narine 3 centigrammes de liquide, ce qui fait une dose totale de 6 milligrammes de cocaïne. Il y aurait d'après cet auteur une sorte d'antagonisme entre le chloroforme et la cocaïne, cet alcaloïde neutralisant presque instantanément l'action du chloroforme sur le cerveau, et les animaux auxquels on administre

(1) A. Guérin, *Bulletin de l'Académie de médecine*, 1890-1891. — *Huitième congrès français de chirurgie*, Lyon, 1894.

(2) Laborde, *Bulletin de l'Académie de médecine*, 1891, t. XXV, p. 843.

(3) Rosenberg, *Semaine médicale*, 1894, p. 538 et 562.

la cocaïne supportant une quantité beaucoup plus considérable de chloroforme que les animaux témoins.

Ces faits sont conformes à ce que U. Mosso a signalé à propos de l'intoxication cocaïnique, qui serait combattue par le chloral et le chloroforme, et *vice versa*.

II. TRAITEMENT. — Si, malgré toutes les précautions prises, on voyait la respiration se suspendre ou le pouls faiblir et devenir irrégulier, il faut immédiatement cesser l'anesthésie, rapidement flageller la face du malade et lui faire des frictions avec la main sur les parties latérales du thorax.

Si ces moyens ne suffisent pas à ramener immédiatement la respiration, il faut tout aussitôt pratiquer la respiration artificielle (voir p. 230).

On ne s'attardera pas à essayer de moyens plus ou moins anodins, respiration de nitrite d'amyle ou autre moyen analogue; l'électricité, le marteau de Mayor eux-mêmes ne devront être considérés que comme des adjuvants de la respiration artificielle. On se souviendra que, en pareille circonstance, tout dépend de la rapidité de l'intervention et que d'une seconde perdue peut dépendre la vie du malade.

Inversion totale. — On pourra employer l'inversion totale suivant le procédé de Nélaton, qui consiste à placer le malade la tête en bas et les jambes en l'air. On pourra dans cette position pratiquer encore la respiration artificielle. On aurait dû à ce procédé plusieurs rappels à la vie dans des cas désespérés.

Compression de la région cardiaque. — Kœnig (de Gœttingue) a préconisé contre le collapsus chloroformique, la compression de la région cardiaque dans le but d'amener une déplétion du ventricule droit dilaté et gorgé de sang. Voici la description de ce procédé, modifié par M. Maas : Le médecin se tient à gauche du malade et exerce avec la pulpe du pouce de la main droite des pressions très énergiques entre la pointe du cœur et le bord droit du sternum. Ces pressions sont répétées environ 120 fois par minute. Sous leur influence, les pupilles (toujours dilatées) se contractent, et on constate l'apparition d'un pouls carotidien artificiel. Puis, au bout d'un certain temps, apparaissent des mouvements respiratoires spontanés. On peut alors suspendre la compression et se reposer tant que les pupilles restent contractées et que persistent les mouvements respiratoires. Puis on recommence et on continue ainsi jusqu'au rétablissement définitif de la circulation et de la respiration (1).

Marteau de Mayor. — C'est un marteau métallique dont les deux côtés sont plans, larges et convenablement arrondis; on le plonge quelques instants dans l'eau bouillante et on l'applique, dans le cas particulier, sur la région précordiale afin d'exercer une vive révulsion, qui pourra exciter les contractions cardiaques.

Électricité. — Elle devra être employée sous forme d'un courant induit; on pourra pratiquer la faradisation du nerf phrénique, une électrode étant placée sur les parties latérales du cou, au niveau des scalènes, et l'autre, au niveau du diaphragme; ou bien encore la faradisation du segment cervico-dorsal de la moelle.

On n'électrisera pas la région précordiale, un courant induit risquant dans cette région d'arrêter le cœur (Vulpian). Pour Laborde, on devra, de préférence à toute autre méthode, pratiquer l'électrisation de la bouche à l'anus, à l'aide du courant induit, une électrode placée au niveau de l'anus, l'autre dans

(1) *Semaine médicale,* 1892, annexes, p. 62.

la bouche, et en faisant des interruptions rythmées (1).

Respiration artificielle. — De tous les moyens de respiration artificielle qui ont été proposés, nous n'en retiendrons que deux, le procédé de Sylvester et le procédé des tractions rythmées de la langue, dû à M. Laborde.

Procédé de Sylvester. — On procédera de la manière suivante :

« Le malade étant étendu sur le dos, soulever ses épaules au moyen d'un coussin résistant ou d'un rouleau formé avec ses vêtements, et attirer la langue hors de la bouche. Alors, l'opérateur placé du côté de la tête du patient saisit les deux bras à hauteur des coudes, les amène en haut le long des deux côtés de la tête, les maintient dans cette position pendant deux secondes, puis il les abaisse lentement sur les côtés de la poitrine et un peu en arrière, et exerce par leur intermédiaire contre la cage thoracique une pression sans violence durant deux secondes ; les mouvements seront répétés seize fois par minute (2). »

Pour résumer ce procédé, disons qu'il consiste à faire exécuter au malade le mouvement connu en gymnastique sous le nom d'élévation verticale simultanée des deux bras. En outre, on pourra faire exécuter par un aide des pressions sur les parties latérales du thorax au moment où les bras sont ramenés contre la cage thoracique, afin de renforcer le mouvement expiratoire qui se produit à ce moment.

Procédé des tractions rythmées de la langue dû à M. Laborde (3). — Il consiste à saisir la langue avec

<hr>

(1) Laborde, *Bulletin de l'Académie de médecine*, 1891, t. XXV, p. 843.

(2) Chavasse, *loc. cit.*, p. 849.

(3) Laborde, *Bulletin de l'Académie de médecine*, 1892.

une pince, ou à passer un fil au travers de cet organe, ou enfin, à défaut d'instruments nécessaires, à saisir la langue entre les doigts avec un linge, afin d'éviter qu'elle glisse, et à l'attirer fortement au dehors de la bouche, en exerçant sur elle des tractions successives, réitérées et rythmées.

Ces tractions ont pour action de réveiller le réflexe respiratoire par un mécanisme qui paraît devoir résider dans une excitation primitive exercée par les tractions linguales sur les nerfs sensibles que peuvent atteindre et impliquer ces tractions, et dans la répercussion ou la réaction de cette excitation sur les principaux nerfs moteurs qui mettent en jeu les puissances mécaniques, c'est-à-dire les muscles respiratoires (1).

CHAPITRE X

CONTRE-INDICATIONS A L'ANESTHÉSIE

Avant de procéder à l'anesthésie, il faut faire un examen complet du malade, pour être bien sûr qu'il n'y a chez lui aucune contre-indication à l'emploi du chloroforme. Ces contre-indications sont ainsi formulées par M. Nicaise (2) :

« Dans les affections pulmonaires, les contre-indications sont rarement formelles ; cependant, il faut toujours user de grandes précautions et tenir surtout compte de l'état général du malade, lorsqu'on est obligé de donner le chloroforme aux tuberculeux avérés et dans les cas où l'on veut pratiquer l'empyème ou l'opération d'Estlander.

« Les affections cardiaques sont encore plus à

(1) Laborde, *Bulletin de l'Académie de médecine*, 1893.
(2) Nicaise, *Semaine médicale*, 1892, annexes, p. 154.

craindre, surtout la dégénérescence graisseuse du cœur et l'insuffisance aortique ; le rétrécissement aortique et les lésions mitrales présentent moins de danger.

« Il faut se méfier aussi des malades sujets à la syncope ; de certains malades nerveux (de ceux, entre autres, qui portent une fissure à l'anus), chez lesquels des doses minimes de chloroforme suffisent parfois pour obtenir l'anesthésie, tandis que les doses ordinaires de cet anesthésique peuvent être dangereuses ; des alcooliques, chez lesquels l'anesthésie est dangereuse par suite de l'excitabilité de leur système nerveux ; des sujets très impressionnables et peureux qui veulent résister au chloroforme.

« On s'abstiendra de donner du chloroforme à un blessé en état d'ivresse ou atteint de shock traumatique, et on hésitera à l'employer dans les cas de faiblesse extrême consécutive à une hémorrhagie abondante. »

CHAPITRE XI

CHOIX DE L'ANESTHÉSIQUE

Lorsqu'en 1847 les propriétés anesthésiques du chloroforme furent connues, cet agent ne tarda pas à supplanter l'éther qui était employé depuis les expériences de Jackson et Morton. Une plus grande facilité d'administration, une anesthésie plus prompte à se produire, une période d'excitation moins grande étaient les raisons qui avaient décidé la plupart des chirurgiens à employer cet anesthésique qui, jusqu'à ces dernières années, était presque exclusivement employé.

Cependant quelques chirurgiens étrangers et notamment en France, les chirurgiens lyonnais, étaient restés fidèles à l'éther.

Depuis quelques années, une réaction se produit en faveur de ce dernier agent, car les statistiques ont montré qu'il était infiniment moins dangereux que le chloroforme. En effet, si l'on prend la statistique de Gurlt (1), une des plus récentes et portant sur 151,000 anesthésies, on voit que le chloroforme a causé 1 mort pour 1,914 chloroformisations, alors qu'on ne signale pour l'éther qu'un cas de mort sur 26,000 anesthésies, et encore chez un individu ayant une lésion valvulaire du cœur. En revenant à l'éther, on s'est aperçu que ses défauts avaient été notablement exagérés, et tenaient surtout à une connaissance imparfaite de son mode d'administration. C'est ainsi que le reproche qu'on lui adressait quant à la lenteur de son action et à la longueur de la période d'excitation n'est rien moins que fondé, puisque l'anesthésie complète est obtenue dans un temps variant de une à dix minutes, quatre minutes le plus souvent, et puisque la période d'excitation ne dépasse pas deux minutes (P. Michaux) (2).

Avec l'anesthésie par l'éther on observe très peu de vomissements, toujours beaucoup moins qu'après l'administration du chloroforme ; en outre l'éthérisation déprime beaucoup moins le malade que la chloroformisation (Le Dentu) (3).

L'éther doit donc être l'anesthésique de choix. Toutefois il y a quelques contre-indications à son emploi, notamment pour les opérations sur la face, en raison de la nécessité d'employer un masque et

(1) Gurlt, 23ᵉ *Congrès de la Soc. allemande de chirurgie* (*Semaine médicale*, 1894, p. 202).

(2) Michaux, *Bulletins et mémoires de la Soc. de chirurgie*, 1894.

(3) Le Dentu, *Ibid.*

parce que son action vaso-dilatatrice favorise les hémorragies en nappe, que l'on éviterait plutôt avec le chloroforme qui est vaso-constricteur.

A cause de sa très grande inflammabilité, il doit être proscrit dans les opérations faites à la lumière ou dans celles où on emploie le thermocautère.

L'éther est irritant pour les bronches et ne devra pas être employé chez les malades ayant de la bronchite ou de l'emphysème.

D'après Dastre, chez les malades ayant une lésion du cœur droit, l'éther serait moins dangereux que le chloroforme. Avec une lésion du cœur gauche, le chloroforme est moins dangereux que l'éther.

Pour les opérations dentaires, si l'opération doit être de courte durée, on emploiera le protoxyde d'azote ou le bromure d'éthyle. Le premier présente plus de sécurité que le second, mais il est moins facile à employer à cause des appareils spéciaux qu'il nécessite.

Si l'opération doit dépasser une à deux minutes, on devra recourir au chloroforme ou à l'éther. Pour les raisons indiquées plus haut, on pourra très rarement employer l'éther. On devra donc employer le chloroforme avec toutes les précautions indiquées précédemment. Il sera administré avec la compresse ou mieux par la méthode des mélanges titrés de Paul Bert au moyen de l'appareil de R. Dubois.

SECTION II. — ANESTHÉSIE LOCALE

CHAPITRE PREMIER
HISTORIQUE (1)

Parmi les moyens employés dans l'antiquité pour abolir la douleur, il faut citer la fameuse pierre de Memphis dont parlent Pline et Dioscoride ; cette pierre délayée dans du vinaigre, abolissait la douleur des parties que l'on voulait couper ou cautériser. Ce devait être, d'après Littré, un carbonate de chaux qui, sous l'influence d'un acide, produisait de l'acide carbonique. En effet ce gaz jouit de propriétés anesthésiques qui ont été utilisées par Percival (1771), par Simpson contre les douleurs du cancer, par Brown-Séquard pour anesthésier le pharynx.

James Moore avait proposé, en 1784, la compression des troncs nerveux pour obtenir l'anesthésie.

Depuis longtemps on avait remarqué l'action anesthésique produite par le froid. Signalée par Hunter, Larrey, la réfrigération fut employée comme anesthésique d'une façon courante par James Arnott (1855), lequel se servait d'un mélange réfrigérant, glace et sel, placé dans un linge.

Les dentistes essayèrent d'utiliser cette méthode (J.-B. George, Rottenstein, Branch, etc.); mais tous les appareils construits dans ce but ne donnaient que des résultats illusoires.

A la suite des travaux de Serres, Flourens, Longet

(1) Voir M. Roy, *De l'anesthésie locale en chirurgie dentaire*, in *Rev. intern. d'odont.*, 1893, p. 481.

signalant l'anesthésie du pharynx et de la langue
sous l'influence des vapeurs d'éther en inhalations,
des recherches furent entreprises par divers auteurs,
Hardy, Guérard, Richet, et enfin Richardson, lequel
inventa le pulvérisateur qui porte son nom (1865)

CHAPITRE II

ANESTHÉSIE LOCALE PAR LA RÉFRIGÉRATION

ARTICLE Ier. — ÉTHER.

Avec l'appareil Richardson, l'anesthésie locale
commence à entrer dans une phase pratique. Cet
appareil agit par un courant d'air arrivant dans un
double tube placé dans un flacon d'éther ; une partie
de ce courant d'air fait pression dans le flacon, faisant monter le liquide dans l'un des tubes, tandis
que l'autre partie de ce courant d'air s'échappe au
dehors en pulvérisant ce liquide.

Le jet d'éther de l'appareil Richardson dirigé sur
la boule d'un thermomètre abaisse la température à
— 15°; dirigé sur la peau il provoque une sensation
plus ou moins douloureuse, mais qui l'est d'autant
moins que l'anesthésie est produite plus rapidement.
Celle-ci peut être obtenue en quelques minutes, si
l'éther est bien pur. S'il est mal rectifié ou s'il contient de l'alcool, elle peut être beaucoup retardée.
La pulvérisation d'éther agit très difficilement sur les
tissus enflammés.

La pulvérisation d'éther a donné des résultats dans
l'extraction de dents de lait ou de dents chancelantes, mais cet anesthésique est avantageusement
remplacé aujourd'hui par les divers agents réfrigérants qui vont être étudiés plus loin.

Lesser (de Leipsick) (1) a eu l'idée d'utiliser le refroidissement produit par l'éther d'une façon différente de la pulvérisation. Au lieu de refroidir directement la peau, il refroidit un métal bon conducteur de la chaleur appliqué sur celle-ci. Pour cela il emploie des caisses de nickel de diverses formes ayant des faces convexes et concaves de façon à s'appliquer sur toutes les régions ; dans ces caisses, aux trois quarts remplies d'éther, il fait passer un courant d'air qui vaporise celui-ci, refroidit le métal et anesthésie les téguments. On a pu, par ce procédé, opérer des ongles incarnés, amputer des doigts et des orteils, enlever des amygdales et notamment enlever des dents. L'appareil de Lesser, qui rappelle, pour l'extraction des dents, l'appareil employé par J. B. George avec les mélanges réfrigérants, n'est pas très pratique.

Divers produits ont été proposés pour remplacer l'éther ; le sulfure de carbone a été employé (Delcominète), mais il produit non seulement l'anesthésie, mais encore une rubéfaction intense qui en a fait rejeter l'emploi.

Il n'en est pas de même du bromure d'éthyle, préconisé à l'étranger par Lewis et en France par Terrillon (2) comme anesthésique local : il produit l'anesthésie plus rapidement que l'éther et ses vapeurs ne sont ni irritantes pour les bronches, ni inflammables.

Kanonikoff et Pliouchkine (3) ont proposé le canadol, hydrocarbure du naphte d'Amérique.

Article II. — Chlorure de méthyle.

En 1884, Debove vantait le chlorure de méthyle

(1) *Soc. de biol.*, 1882.
(2) *Bulletin de thérapeutique*, 1880.
3) *Odontologie*, 1887, p. 552.

en pulvérisations contre certaines névralgies rebelles. Ce corps (CH^3Cl) bout à — 23° ; il est employé à l'état liquide, comprimé dans des bouteilles métalliques spéciales, munies d'un robinet à vis ; il sort à l'état de liquide pulvérisé et s'évapore aussitôt en produisant un froid intense. Projeté sur la peau, celle-ci se couvre très rapidement d'une couche de givre et, si l'action est alors continuée, il se produit une eschare.

Lallier et Le Dentu avaient déjà employé, avant Debove, le chlorure de méthyle comme anesthésique local.

MM. Dubois et Ronnet essayèrent d'utiliser l'action de cet agent dans la chirurgie dentaire, et firent dans ce but des essais à la clinique de l'Ecole dentaire de Paris ; mais outre les défauts inhérents à son action sur les tissus, son emploi était à peu près impraticable dans la bouche.

STYPAGE. — Le procédé du stypage, dû à M. Bailly (de Chambly), qui rend l'application du chlorure de méthyle plus pratique pour l'anesthésie, a été essayé dans la chirurgie dentaire. On reçoit le chlorure de méthyle sur un tampon formé de ouate sèche et recouvert de bourre de soie et on applique ce tampon sur la région à anesthésier.

M. Galippe a indiqué un moyen d'employer le chlorure de méthyle liquide, en le recevant dans de l'éther : ce produit en solution éthérée n'a pas de propriétés caustiques ; on peut l'appliquer à l'aide d'un pinceau et il produit une anesthésie suffisante pour pratiquer des opérations superficielles (1).

Henocque a conseillé de produire l'anesthésie au moyen du stypage par action médiate de la réfrigération sur le trijumeau à la face, sur le tra-

(1) Galippe, *Soc. de biologie*, 1886.

jet des branches du maxillaire supérieur ou inférieur, lorsqu'on ne peut pas agir directement à l'intérieur de la bouche sur les terminaisons nerveuses.

Tous ces agents sont avantageusement remplacés par les réfrigérants que nous possédons aujourd'hui (1).

ARTICLE III. — CHLORURE D'ÉTHYLE.

1. CHIMIE. — Le chlorure d'éthyle ou éther chlorhydrique, C^2H^5Cl, est un liquide incolore d'une odeur très légèrement alliacée, peu soluble dans l'eau, soluble en toute proportion dans l'alcool. Il est inflammable et brûle avec une flamme verte ; il bout à $+12°$. On le prépare en distillant de l'alcool saturé d'acide chlorhydrique. Son point d'ébullition étant inférieur à la température normale, on le conserve dans des tubes ayant une extrémité effilée fermée à la lampe. Depuis quelque temps, on a ajouté à ces tubes de petits ajutages en cuivre avec un couvercle à vis en rendant l'emploi plus facile.

Le chlorure d'éthyle est connu depuis longtemps. Flourens et divers auteurs avaient essayé de l'utiliser comme anesthésique général, mais ils n'avaient pas obtenu de résultats satisfaisants. Rottenstein, en 1866, avait eu l'idée de l'associer à l'éther pour reproduire la réfrigération et il dit avoir obtenu ainsi de bons résultats (2); mais ces derniers faits étaient tout à fait oubliés quand, en 1890, le Dr Rougier, de Lyon, vanta les bons effets du chlorure d'éthyle contre les douleurs du zona.

A la même époque, les dentistes genevois faisaient

(1) M. Roy, *De l'anesthésie locale en chirurgie dentaire* (*Revue internationale d'odontologie*, 1893, p. 481).

(2) Rottenstein, *Traité d'anesthésie chirurgicale*, p. 293, Paris, 1880

des essais d'anesthésie locale pour l'extraction des dents avec le chlorure d'éthyle, et au Congrès français de chirurgie en 1891 (1), M. Redard faisait une communication à ce sujet ; la même année, M. Meng expérimentait le nouveau produit à la clinique de l'École dentaire de Paris.

L'usage du chlorure d'éthyle se répandit alors et d'autant plus qu'à ce moment beaucoup de dentistes étaient effrayés par quelques accidents imputés à la cocaïne et autour desquels on avait fait grand tapage. Du reste, comme l'expérience l'a prouvé, on se trouvait en présence d'un agent qui, s'il ne peut s'appliquer à tous les cas, est néanmoins capable de rendre des services dans nombre de circonstances.

II. Mode d'emploi. — Comme nous l'avons dit plus haut, le chlorure d'éthyle est renfermé dans des ampoules de verre ayant une extrémité effilée fermée à la lampe. Lorsque l'on veut se servir d'une de ces ampoules, on brise l'extrémité de la pointe ou l'on dévisse le couvercle du tube suivant le cas et l'on tient l'ampoule à pleine main ; la chaleur de la main suffit pour faire entrer en ébullition le chlorure d'éthyle, puisqu'il bout à $+ 12°$, et il sort en se vaporisant par l'extrémité capillaire de l'ampoule.

L'ampoule étant tenue comme il est dit ci-dessus et à 30 centimètres environ de la région à anesthésier, on dirige le jet de chlorure d'éthyle sur celle-ci. La peau ou la muqueuse rougit légèrement au début, puis apparaissent de petits îlots blancs qui très rapidement se réunissent et la région couverte de givre est alors anesthésiée. La pulvérisation peut être continuée longtemps sans crainte de produire d'eschare ; on n'en a jamais observé.

(1) Redard, *Nouvelle méthode d'anesthésie locale par le chlorure d'éthyle*, 1891.

Pour l'extraction des dents, la région à anesthésier doit être autant que possible à l'abri de l'humidité, sans quoi la congélation est très longue à se produire ou ne se produit pas ; la pulvérisation se fait sur la gencive, au niveau de la racine de la dent à extraire, en commençant sur la face externe et continuant autant que possible tout autour de la dent ; toutefois, si celle-ci est d'un accès trop difficile, on se contentera de faire la pulvérisation sur la joue de façon à agir sur les branches cutanées du trijumeau.

Le froid produit par le chlorure d'éthyle est plus intense que celui produit par l'éther, ce qui s'explique par un point d'ébullition moins élevé que celui-ci, et son usage est infiniment plus commode, puisqu'il ne nécessite pas d'appareil spécial susceptible de se déranger, comme le pulvérisateur de Richardson. Néanmoins l'anesthésie produite est assez superficielle, et il est de toute nécessité d'opérer très vite si l'on veut obtenir un résultat satisfaisant, en sorte que l'usage en est forcément limité ; on ne saurait en effet employer le chlorure d'éthyle avec quelque espoir de succès dans l'extraction d'une dent solidement implantée. S'il s'agit d'une dent peu résistante et d'accès facile, on pourra y recourir avec avantage et obtenir une anesthésie suffisante pour opérer sans douleur ou tout au moins avec une grande atténuation de celle-ci. S'il s'agit d'une opération sur les gencives, ouverture d'abcès, etc., c'est l'agent indiqué comme anesthésique.

On obtiendra presque toujours un meilleur résultat pour les opérations à faire à la mâchoire supérieure que pour celles de la mâchoire inférieure, à cause de la difficulté pour ces dernières d'éviter l'arrivée de la salive.

Article IV. — Coryl.

I. Chimie. — Le coryl est un produit de découverte récente ; c'est en effet en 1892 au Congrès médical de Bruxelles, qu'il fut présenté la première fois par MM. Joubert et Cie. Des essais en chirurgie générale et dentaire furent faits en Belgique, et M. d'Argent, ayant eu connaissance des bons résultats obtenus, essaya le nouvel agent et fit à ce sujet une communication à la Société d'odontologie de Paris (1).

Le coryl est un mélange de chlorure d'éthyle et de chlorure de méthyle, ayant son point d'ébullition à 0°. C'est un liquide incolore, d'odeur légèrement alliacée comme ses deux composés. Il est inflammable et brûle avec une flamme verte.

II. Mode d'emploi. — Le coryl est contenu dans un récipient spécial appelé coryleur. Cet appareil, construit en nickel, est en forme de tube avec une extrémité effilée sur laquelle se vissent divers ajutages à articulation permettant d'atteindre tous les points de la bouche. La sortie du coryl est réglée par une vis placée sur le côté de l'appareil.

Pour se servir du coryl, tenir le réservoir du coryleur à pleine main et incliné de haut en bas ; il est nécessaire, pour obtenir un bon résultat, que le coryl soit maintenu à une température de + 15 à 20°.

Recommandant au malade de respirer par le nez (les vapeurs du coryl sont en effet très irritantes) et ayant séché la gencive, on commence la pulvérisation à la face externe, au niveau de la racine de la dent à extraire, remontant jusqu'au collet, et redescendant de même à la face interne : on promène le jet ainsi pendant 15 à 20 secondes, au bout desquel-

(1) **D'Argent**, *Revue internationale d'odontologie*, 1893, p. 107.

les l'anesthésie est obtenue ; elle dure de 20 à 40 secondes, suivant le temps pendant lequel la pulvérisation a été faite.

L'anesthésie produite est assez profonde. Si la dent n'est pas trop solidement implantée, et si l'opération est rapidement faite, le résultat est très satisfaisant ; on n'aurait jamais observé d'eschare à la suite d'application de coryl ; on doit toutefois veiller à ne pas prolonger outre mesure la pulvérisation en un même point.

Le coryleur facilite beaucoup l'application de ce réfrigérant. Par sa forme et par la possibilité de pulvériser très près de la gencive et non à une certaine distance, il permet d'arriver sur la région à anesthésier mieux qu'avec les ampoules de chlorure d'éthyle. Il produit de plus un froid plus intense et une anesthésie plus profonde que celui-ci. Le coryl parait être jusqu'à présent le meilleur des anesthésiques par réfrigération.

Néanmoins, il n'est pas exempt des défauts inhérents à la réfrigération elle-même : légère douleur d'application et sensibilité des dents voisines. Il est également d'application difficile à la mâchoire inférieure, à cause de la difficulté d'empêcher l'arrivée de la salive, ce qui retarde ou empêche l'anesthésie, comme pour le chlorure d'éthyle. Un ennui assez grand est la nécessité de faire recharger l'appareil après une dizaine d'opérations. Toutefois ces inconvénients sont compensés par de réels avantages.

M. Sauvez a conseillé dans certains cas d'anesthésier à la partie interne avec la cocaïne et à la partie externe avec le coryl (1).

(1) Sauvez, *loc. cit.*

ARTICLE V. — ANESTILE.

M. Bengué (1) a présenté un nouveau réfrigérant qu'il nomme l'anestile ; ce corps identique au coryl, puisque c'est un mélange de chlorure d'éthyle et de chlorure de méthyle bouillant à 0°, a les mêmes avantages que celui-ci au point de vue de la réfrigération, mais l'appareil dans lequel il est contenu est moins commode que le coryleur.

CHAPITRE III

ANESTHÉSIE LOCALE PAR L'ÉLECTRICITÉ

C'est aux dentistes que l'on doit la plus grande partie des essais faits dans le but d'obtenir l'anesthésie à l'aide de l'électricité.

Vers 1856, un dentiste de Philadelphie, J.-B. Francis, chercha à obtenir l'anesthésie dans l'extraction des dents au moyen de cet agent. Pour cela, il employa le courant faradique, le pôle négatif étant fixé au davier et le pôle positif tenu à la main par le patient. Il employait un courant de faible intensité.

Ce procédé, très vanté au début, est tombé dans l'oubli, l'électricité donnant des résultats très variables, affaiblissant quelquefois la douleur, probablement dans les extractions de dents peu résistantes, mais l'aggravant souvent aussi d'une façon notable (2).

(1) *Soc. de biol.*, 1886.
(2) M. Roy. *De l'anesthésie locale en chirurgie dentaire*, in *Revue internationale d'odontologie*, 1893, p. 481.

CHAPITRE IV

ANESTHÉSIE LOCALE PAR LES APPLICATIONS TOPIQUES ET LES INJECTIONS MÉDICAMENTEUSES.

ARTICLE Ier. — ANESTHÉSIE LOCALE PAR LES TOPIQUES.

Parmi les topiques, il nous faudrait citer un grand nombre de préparations préconisées comme anesthésiques. Mais toutes ces préparations ne sont que des mélanges, sans valeur réelle, de divers produits anesthésiques.

La teinture de *Cannabis indica* a été vantée, il y a quelques années, comme anesthésique local, mais son action est extrèmement superficielle, de même du reste que tous les topiques, quels qu'ils soient.

Dubrac (1), en 1885, a proposé un mélange qui lui avait donné, parait-il, des résultats satisfaisants pour l'extraction des dents. C'est une solution de chloral anhydre dans du chloroforme additionné d'huile essentielle de menthe et d'extrait de capsicum.

Enfin la cocaïne a été employée au début en applications topiques. C'était par analogie avec son mode d'emploi en ophtalmologie, où l'anesthésie de l'œil est obtenue par de simples instillations d'une solution de cocaïne; mais, si l'anesthésie obtenue est assez profonde sur une muqueuse aussi ténue que la conjonctive, elle est très superficielle sur les autres muqueuses et absolument nulle sur la peau pourvue de son épiderme. L'anesthésie obtenue de cette façon sur la muqueuse buccale est suf-

---

(1) Dubrac, *De l'anesthésie locale appliquée à l'extraction des dents (Revue odontologique,* 1885, p. 54).

fisante pour de légères opérations, telles que des scarifications sur les gencives; mais le résultat est absolument nul au point de vue de l'extraction des dents. C'est ce que montrèrent les premiers essais que firent les dentistes avec la cocaïne (1), et c'est la connaissance de ces faits qui la faisait reléguer à un rang tout à fait secondaire, lorsque la pratique des injections sous-gingivales vint donner à cet agent l'importance qu'il a acquise aujourd'hui.

Nous ne citerons que pour mémoire l'anesthésie par les applications de cocaïne suivies de pulvérisations d'éther (2). Cela n'a plus qu'un intérêt historique.

Depuis la découverte des propriétés de la cocaïne, on a essayé un assez grand nombre d'alcaloïdes possédant des propriétés anesthésiques analogues, mais aucun d'eux n'a pu jusqu'ici supplanter la cocaïne.

La caféine (Terrier), la théine, le menthol (Rosemberg) ont été tour à tour essayés, mais leur action est beaucoup moins énergique que celle de la cocaïne.

L'isococaïne, isomère de la cocaïne obtenu en partant de l'ecgonine, produit l'anesthésie plus rapidement que la cocaïne, mais elle est plus irritante que celle-ci (3). L'érythrophléine, dont l'anesthésie est plus durable, mais plus longue à se produire et moins énergique que celle de la cocaïne, est éga-

---

(1) Voici ce que disait, en 1884, Th. David au sujet de la cocaïne : « Quant à l'anesthésie locale permettant l'extraction des dents sans douleur, il n'y faut pas songer, puisque le chlorhydrate de cocaïne ne donne qu'une insensibilité superficielle », et il concluait en disant que la cocaïne pouvait servir à tromper le patient en supprimant la sensation de l'instrument (*Le chlorhydrate de cocaïne, Odontologie*, 1884, p. 367.) — M. Poinsot disait (*Ibid.*) qu'il n'était pas supérieur à l'acide phénique comme anesthésique dans l'extraction des dents.

(2) Aubeau, *Anesthésie locale obtenue par l'emploi combiné de la cocaïne et de l'éther.* (*Odontologie*, 1888, p. 1.)

(3) *Journal de pharmacie et de chimie*, 1890.

lement très irritante, même à faible dose (Kaposi, Panas).

Citons encore la brucine (Burnett, Leiss), qui n'a pu être employée qu'en instillations, sa toxicité empêchant naturellement son emploi en injections hypodermiques, le hayap, l'elléboréine, la lewine (Randolph), etc., etc.

On sait que l'anesthésie locale peut être obtenue dans certains cas à la suite d'une simple injection d'eau pure ; on peut recourir à ce procédé lorsque, pour une raison ou pour une autre, on doit s'abstenir d'injecter de la cocaïne. Cette pratique est absolument inoffensive et, en plus de son action psychique, elle peut donner des résultats satisfaisants.

On peut aussi employer une solution de sel marin (Schleich), mais ce procédé est douloureux et il faut y ajouter un peu de cocaïne. Van Hacker (1) emploie une solution de sel marin à 2 p. 1000, avec adjonction de 1 p. 1000 de cocaïne ; il injecte, suivant les cas, 1/2 à 12 centimètres cubes de la solution.

ARTICLE II. — ANESTHÉSIE LOCALE PAR LA COCAÏNE.

I. HISTORIQUE. — La cocaïne est un alcaloïde que l'on extrait des feuilles de l'*Erythroxylon coca*, plante de la famille des Linacées que l'on rencontre au Pérou, au Brésil, dans la Bolivie d'où provient la meilleure espèce.

L'*Erythroxylon coca* est un petit arbuste rameux à l'état sauvage ou cultivé qui croit sur les pentes escarpées, de 3 à 4 000 pieds d'altitude. On récolte les feuilles, que l'on fait rapidement sécher à l'abri de l'humidité. Ces feuilles sont minces, fragiles, gla-

______

(1) *Soc. impér.-roy. des médecins de Vienne. Bulletin médical*, 1893.

bres, brun clair à la face inférieure et de saveur âcre.

La richesse de la plante en alcaloïde augmente jusqu'à la deuxième année et diminue à partir de la vingtième.

Signalée par Wedel (1853), la cocaïne a été isolée par Gardcke, puis par Nieman qui lui donna son nom (1860).

Les Indiens mâchaient des feuilles de coca pour résister à la faim.

En médecine on utilisa tout d'abord le coca comme tonique ; puis Fauvel, Coupard employèrent la solution aqueuse de feuilles de coca comme anesthésique dans les affections de la gorge.

Enfin, en 1879, von Anrep, étudiant les propriétés physiologiques de la cocaïne, « reconnut, à la suite d'expériences pratiquées sur lui-même, que l'injection sous-cutanée d'une certaine quantité produit une anesthésie complète sur une zone peu étendue. Les injections furent faites à l'avant-bras et à la langue (1). » Koller, à la suite de ces expériences, appliqua les propriétés anesthésiques de la cocaïne en oculistique, et ce fut le point de départ de la généralisation de son emploi (1884).

Les dentistes de bonne heure cherchèrent à utiliser les propriétés anesthésiques de la cocaïne ; mais, employant ce médicament en applications topiques, ainsi que l'on faisait en oculistique, ils n'obtinrent que de médiocres résultats. La muqueuse était seule anesthésiée par ce procédé et la douleur n'était diminuée que d'une façon insignifiante pour l'extraction des dents. L'application topique ne donnant pas de résultats satisfaisants,

(1) G. Viau, *Formulaire pratique pour les maladies de la bouche et des dents.*

on y adjoignit d'abord l'injection de quelques gouttes de solution au collet de la dent (Kno Ackland) (1), puis enfin, par la pratique des injections sous-gingivales, on arriva à ce résultat cherché depuis si longtemps, l'anesthésie locale pour l'extraction des dents (Audina (2), Witzel (3).

II. CHIMIE. — La cocaïne, $C^{17}H^{21}AzO^4$, paraît exister dans la feuille de coca, en combinaison avec l'acide tannique. Elle cristallise en prismes rhomboïdaux incolores, inodores, de saveur amère et de réaction alcaline. Peu soluble dans l'eau, elle est soluble dans l'alcool et surtout dans l'éther ; elle l'est également dans l'oléonaphtine (vaseline liquide).

Elle doit être soluble dans 20 fois son poids d'eau acidulée d'acide chlorhydrique au dixième et la solution doit être transparente.

Elle se combine aux acides pour former des sels dont les plus employés sont le chlorhydrate et le sulfate.

III. PHYSIOLOGIE. — Le professeur Dastre (4), étudiant les effets physiologiques de la cocaïne, était arrivé à cette conclusion, que la cocaïne était un curare sensitif, c'est-à-dire que, de même que le curare agit sur les extrémités nerveuses motrices en respectant les troncs nerveux, de même la cocaïne agissait sur les extrémités nerveuses sensitives en respectant les troncs nerveux. La cocaïne n'était pas un anesthésique général, c'était un anesthésique purement local.

Ces conclusions étaient conformes à celles de MM. Laborde, Laffont, Arloing, Baldi ; mais depuis,

(1) Kno Ackland, *British medical Journal*, avril 1885. *Odontologie*, 1885, p. 401.

(2) Audina, *Revue médicale de la Suisse romande*. 1886.

(3) Witzel, *Vorträge. Odontologie*, 1886.

(4) Dastre, *Les anesthésiques*.

de nouvelles recherches, faites notamment par U. Mosso, Albertoni, ont paru modifier les idées que l'on avait sur les effets physiologiques de la cocaïne; cela a donné l'occasion à M. Dastre de faire une nouvelle étude sur cet alcaloïde (1), étude où il s'est attaché à mettre la question au point, d'après les derniers travaux faits à ce sujet et que nous résumerons.

La cocaïne est-elle ou n'est-elle pas un anesthésique général? telle est la question qui domine la physiologie de cet alcaloïde.

Comme on vient de le voir, les premiers travaux paraissaient devoir faire pencher la balance du côté de l'action locale exclusive, les nouvelles recherches tendraient à accorder à la cocaïne les caractères des anesthésiques généraux et, notamment, l'universalité d'action et le caractère temporaire de cette action; elle agirait comme anesthésique sur les éléments anatomiques, sur toutes les formes du protoplasma.

P. Regnard, R. Dubois nient l'action de la cocaïne sur la germination ou n'admettent cette influence qu'à des doses auxquelles bien d'autres substances agissent, sans être pour cela des anesthésiques.

Cependant, d'après les recherches de Charpentier (de Nancy), U. Mosso, Albertoni, la germination serait excitée par de faibles doses, puis suspendue par des doses plus fortes.

Le protoplasma moteur serait atteint par l'anesthésie, comme le protoplasma sensitif, quoique postérieurement à celui-ci.

Les effets généraux de la cocaïne, tels qu'ils résultent des expériences faites sur les animaux, pré-

(1) Dastre, *Revue des sciences médicales*, 1892, t. XL. *Revue générale.*

sentent trois traits principaux : l'agitation, l'analgésie plus ou moins complète, la vaso-constriction.

L'animal cocaïnisé présente une mobilité continuelle, il a de violents mouvements impulsifs qui se prolongent pendant des heures entières.

L'analgésie est plus ou moins marquée, mais elle n'est jamais complète.

Enfin, les nerfs vaso-constricteurs sont excités, le calibre des vaisseaux se trouve diminué, et il en résulte des modifications dans la circulation qui se traduisent chez l'homme par la pâleur des téguments.

Le pouls est accéléré et la pression sanguine accrue ; toutefois cette augmentation de pression est précédée d'un abaissement passager (Vulpian) qui serait dû à l'action de la cocaïne sur l'endocarde.

Le cœur est accéléré ; dans l'intoxication mortelle, il s'arrête en systole. L'action des pneumogastriques est conservée, elle est même augmentée (Laborde).

La teneur du sang artériel en oxygène est augmentée, mais celle du sang veineux est diminuée ; d'où un écart plus grand.

La température centrale est augmentée ; on l'a vue monter à 39° et 40°. La cocaïne donne la fièvre, a dit Ch. Richet. Le refroidissement des téguments que l'on observe est donc purement périphérique.

La fréquence des respirations s'accroit, mais elles ont moins d'amplitude.

Les mouvements péristaltiques de l'estomac et de l'intestin sont augmentés et peuvent aboutir à des vomissements. Il y a du ptyalisme. Il y a insensibilisation de la cornée et dilatation pupillaire. On constate la disparition de la sensibilité à la douleur de la muqueuse bucco-linguale, mais les sensations gustatives et surtout tactiles ne disparaissent que plus tard. La sensibilité thermique persiste.

Une dose faible exalte les réflexes rotuliens, une dose plus élevée les supprime.

A dose faible, la cocaïne excite la contraction musculaire; à dose forte, elle diminue la force des contractions (Mosso).

La cocaïne serait retenue en partie dans le foie.

En ce qui concerne l'action de la cocaïne sur le système nerveux, il faut établir tout d'abord que l'analgésie est indépendante de la vaso-constriction, ainsi que cela avait été soutenu par quelques auteurs. La démonstration de ce fait a été donnée par Arloing, qui a montré que l'anesthésie de la cornée persistait même après la section du sympathique cervical, ce qui amène une dilatation énorme des vaisseaux.

En applications locales, la cocaïne agit sur les terminaisons nerveuses; elle agit d'autant mieux que le contact avec celles-ci est plus facile (cornée). L'action anesthésique de la cocaïne s'explique par une altération directe et passagère qu'elle produit sur les terminaisons nerveuses ainsi que sur les fibres nerveuses dissociées (et surtout non protégées par la myéline), avec lesquelles elle entre en contact direct.

Au point de vue de l'action générale de la cocaïne sur le système nerveux et de l'analgésie qu'elle produit, deux théories sont en présence.

Dans l'une, l'action anesthésique de la cocaïne s'exercerait sur les extrémités nerveuses en respectant les troncs qui, au contraire, seraient excités : l'animal présente une analgésie complète des téguments; il est en quelque sorte isolé du monde extérieur de par la disparition de sa sensibilité extérieure; mais il a conservé intacte sa sensibilité intérieure, qui serait même exagérée, ce qui expliquerait les mouvements impulsifs auxquels il paraît obéir. C'est la théorie du curare sensitif défendue par Laborde, M. Laffont, Arloing, Baldi.

Une expérience de M. Laffont paraît concluante en sa faveur : si on excite les téguments d'un animal cocaïnisé, on n'observe pas de réaction. Si au contraire on excite les troncs nerveux du même animal, cela provoque des douleurs intenses et des réflexes peut-être exagérés.

Pour les partisans de l'autre théorie, la cocaïne ne localise pas son action à la périphérie, c'est un poison universel comme les véritables anesthésiques généraux, produisant l'analgésie par le même mécanisme que ceux-ci ; elle agit sur les troncs nerveux et non exclusivement sur les extrémités.

Pour donner la démonstration de ce fait, Mosso sectionne la moelle d'une grenouille au niveau de la 4e vertèbre. Chez cet animal, la moelle est irriguée de haut en bas par des vaisseaux partant du bulbe, ces vaisseaux sont également coupés ; le sang n'arrive donc plus dans le segment inférieur de la moelle. Dans ces conditions, si l'on injecte dans l'abdomen 3 à 4 milligrammes de cocaïne, l'animal ne réagit pas aux excitations portant sur le train antérieur ; la sensibilité de cette région est donc abolie. Mais il réagit aux excitations portant sur le train postérieur, innervé par le segment de moelle non influencé par la cocaïne.

D'autre part, si on lie les vaisseaux d'un membre sans lier les nerfs, cela n'empêche pas l'anesthésie de se produire dans ce membre chez un animal fortement cocaïnisé ; la cocaïne n'a cependant pas pu arriver au contact des extrémités nerveuses, puisque la circulation est supprimée.

Comme on le voit, les partisans des deux théories présentent à l'appui de leur opinion des expériences absolument contradictoires. L'avenir apprendra sans doute laquelle des deux théories est la bonne et si l'on peut dire, suivant l'expression du professeur Dastre, que « la cocaïne est un agent très voisin des anesthésiques ; c'est un anesthésique général qui offre cette particularité de ne pouvoir pas servir à l'anesthésie générale ».

Quoi qu'il en soit de ces théories, un fait indiscutable se dégage de l'expérimentation physiologique, comme de l'expérimentation clinique ; c'est que la cocaïne est un anesthésique local puissant et le plus parfait que nous possédions quant à présent.

IV. Pharmacologie. — Par le dentiste, la cocaïne est surtout employée sous forme de solution aqueuse de chlorhydrate à 1 et 2 p. 100 en injections sous-gingivales. On injecte de 1 à 5 centigrammes de chlorhydrate de cocaïne, cette dernière dose devant être très rarement atteinte et jamais dépassée dans la bouche. Dans les autres régions la dose maxima est de 15 centigrammes (Reclus).

En applications topiques on peut employer une solution à 10 p. 100 ; mais on devra en surveiller l'emploi, à cause de l'incertitude au sujet de la quantité de solution qui peut être absorbée par un tampon de coton ou un pinceau. On ne doit pas, dans tous les cas, dépasser les doses indiquées ci-dessus.

Pour les injections, *jamais* on ne devra employer des solutions à un titre supérieur à 2 p. 100 ; M. Reclus n'a cessé d'appeler l'attention sur ce point : « La toxicité de la cocaïne, les dangers qu'elle crée pour l'organisme ne dépendent pas seulement de la quantité totale d'alcaloïde injecté sous la peau, ils dépendent aussi et dans une très grande mesure du titre de la solution : plus elle est faible, plus la cocaïne est diluée, moins les accidents sont à craindre. Pour prendre un exemple, 10 centigrammes de cocaïne au centième, c'est-à-dire noyés dans 10 grammes d'eau, sont infiniment mieux tolérés que les mêmes 10 centigrammes dissous dans 5 grammes d'eau et surtout dans 2 grammes et dans 1 gramme. » (Reclus.)

Le chlorhydrate de cocaïne devra être dissous dans de l'eau *distillée*, *bouillie*, afin d'avoir une solution aseptique. Cette solution doit être conservée dans un flacon coloré ; néanmoins elle s'altère très rapidement, aussi ne doit-on pas employer une solution vieille de plus de huit jours.

On a conseillé diverses adjonctions à la solution de chlorhydrate de cocaïne : l'acide phénique (1) (Viau) pour augmenter l'action anesthésique ; le sublimé (2) (Bleichsteiner) pour stériliser la solution ; l'antipyrine (Cl. Martin). On a reproché à l'acide phénique d'occasionner des eschares et des nécroses alvéolaires.

Pour combattre les effets vaso-constricteurs de la cocaïne, on a proposé d'ajouter à la solution de chlorhydrate de cocaïne, deux gouttes de solution au 1/100 de trinitrine, vaso-dilatateur puissant. Nous avons expérimenté cette association, mais, toute rationnel qu'elle paraît, nous avouons n'en avoir retiré aucun avantage.

Divers autres sels ont été vantés, entre autres le benzoate (Bignon, de Lima), sel qui serait plus stable que le chlorhydrate, moins irritant et préférable à cause de la durée plus longue de l'anesthésie (3).

M. Poinsot (4) a vivement conseillé l'emploi de la *cocaïne pure* dissoute dans l'*oléo-naphtine*. Cette préparation paraît exposer beaucoup moins aux acci-

---

(1) Viau, *De l'anesthésie locale obtenue par les injections sous-gingivales de cocaïne et d'acide phénique*, Paris, 1886.

(2) Bleichsteiner, *Compte rendu du Congrès dentaire internat. de Paris*, 1889.

(3) Bignon, *Arch. de pharm.*, 1886.

(4) Poinsot, *Odontologie*, 1887, p. 168.

dents cocaïniques, par suite de son absorption moins
rapide et par suite de la stabilité du produit. Toutefois avec cette solution nous avons observé fréquemment de la douleur post-opératoire, de plus il
reste souvent, à la suite de l'injection, un noyau
induré par suite de la non-résorption du véhicule
employé.

V. Mode d'administration. — Pour l'extraction
des dents, la cocaïne, quelle que soit la préparation
adoptée, doit être employée sous forme d'injections
sous-gingivales ; les applications topiques n'anesthé-
siant que la couche superficielle de la muqueuse, ce
qui est absolument insuffisant.

Ces injections sont faites à l'aide de la seringue de
Pravaz. Avant l'opération on devra s'assurer du bon
fonctionnement de la seringue, dont le piston et les
cuirs devront être en très bon état, les injections
rencontrant parfois une assez grande résistance.

De plus, la seringue ainsi que les aiguilles devront
être soigneusement désinfectées avant et après chaque opération. On emploiera de préférence des aiguilles en platine iridié, qui ont l'avantage de pouvoir être rougies sans être détériorées.

On aura des aiguilles droites et courbes afin de
pouvoir atteindre toutes les régions.

La quantité de cocaïne injectée ne devra en aucun
cas excéder 5 centigrammes ; des doses de 2 à 3 centigrammes sont suffisantes à moins d'opérations très
étendues. Nous ne reviendrons pas sur la dilution
de la solution ; il est bien entendu que celle-ci ne
devra pas être d'un titre supérieur à 2 p. 100. Nous
nous servons couramment d'une solution à 1 p. 100
que nous préparons extemporanément et dont nous
injectons 2 grammes (deux seringues de Pravaz), ce
qui correspond à 2 centigrammes de cocaïne.

L'anesthésie par la coc ïne peut se pratiquer dans

la position assise, mais cette position prédispose aux syncopes que peut produire la cocaïne par son action vaso-constrictive, à laquelle vient s'ajouter souvent l'émotion opératoire; il sera donc prudent de faire les injections dans la position horizontale, quitte à relever le malade s'il en est besoin au moment de l'opération (Reclus); on évitera ainsi une grande partie des accidents observés à la suite des injections de cocaïne.

On pourra opérer sans s'inquiéter de l'état de vacuité ou de plénitude de l'estomac; cependant, il sera préférable que le malade ne soit pas à jeun (Reclus) (1).

Le malade étant donc dans le décubitus dorsal, et lorsqu'on lui aura fait laver la bouche au préalable avec de l'eau boriquée, on nettoiera le champ opératoire d'abord avec des tampons d'ouate sèche, puis avec des tampons imbibés d'alcool thymiqué ou d'une solution antiseptique analogue.

La seringue étant remplie et les globules d'air en ayant été chassés, on flambe l'aiguille; si elle est en platine irridié, on la porte au rouge; on pratique alors les injections. Celles-ci se font dans l'épaisseur de la gencive, à la face externe (labiale ou jugale) et à la face interne (palatine ou linguale).

A égale distance environ du collet de la dent à enlever et de la pointe de sa racine, on enfonce l'aiguille de la seringue de quelques millimètres dans une direction parallèle à celle de la racine, et on injecte quelques gouttes de liquide; puis on pousse doucement l'aiguille dans l'épaisseur de la gencive, en pressant en même temps sur le piston de la serin-

(1) Reclus, *De l'analgésie par la cocaïne en chirurgie courante* (*Semaine médicale*, 1893, p. 33).

gue, en sorte que la région où s'enfonce l'aiguille a été au préalable anesthésiée par le liquide injecté et que la piqûre initiale est seule sentie ; encore pourra-t-on atténuer cette très légère douleur en appliquant sur la gencive une goutte d'une solution de chlorhydrate de cocaïne à 10 p. 100.

On peut, suivant le conseil de M. Sauvez, faire suivre chaque introduction partielle d'un temps d'arrêt un peu plus long. « Ce moment de suspension sert d'épreuve et permet d'observer s'il se produit le moindre effet toxique, dont l'apparition est immédiate. C'est la méthode à doses fractionnées de M. Constantin Paul (1). »

L'injection à la face externe terminée, on remplit la seringue de nouveau, on flambe l'aiguille et on fait l'injection à la face interne dans les mêmes conditions.

En retirant l'aiguille après l'injection, il faut appliquer le doigt quelques instants sur la piqûre pour empêcher la sortie du liquide injecté.

Pour les incisives, canines et prémolaires on peut se contenter de deux injections, une externe et une interne, mais pour les grosses molaires, il est bon de faire des injections plus nombreuses, une au moins par racine.

Les injections devront être faites lentement en évitant la production de boules d'œdème. L'aiguille devra cheminer autant que possible dans la partie moyenne de l'épaisseur de la gencive : trop superficielle, l'anesthésie se fait mal et le liquide peut déchirer le tissu et se répandre dans la bouche ; d'autre part, rasant l'os, l'injection est souvent douloureuse et l'anesthésie se fait également moins bien. A la face interne, l'injection exige une force plus

---

(1) Sauvez, *loc. cit.*

grande qu'à la face externe, en raison de la texture plus dense de la fibro-muqueuse dans cette région. Pour cette raison, il sera quelquefois nécessaire, au lieu de faire l'injection tout en enfonçant l'aiguille, d'enfoncer d'abord celle-ci d'un centimètre et de la retirer alors en poussant l'injection. Ce mode de faire a l'inconvénient d'être un peu plus douloureux, mais il a l'avantage, en outre de celui précité, d'éviter l'injection dans une veine, accident peu à craindre dans cette région, mais auquel il faut cependant songer.

Les injections terminées, il faut attendre quelques instants avant d'opérer. M. Reclus conseille d'attendre cinq minutes, mais pour le cas particulier qui nous occupe, les injections prenant de deux à trois minutes, nous pensons, d'accord avec M. Sauvez (1), qu'une attente de deux minutes après la dernière injection est suffisante.

La durée de l'anesthésie est plus ou moins prolongée suivant les régions; en effet, si pour des opérations de chirurgie générale, Reclus a vu l'anesthésie durer une heure et plus, dans la bouche elle ne dépasse généralement pas cinq à dix minutes.

VI. INTOXICATION. — Il a été mené grand bruit ces dernières années au sujet des accidents causés par la cocaïne; les choses ont été poussées au point qu'aujourd'hui, si les dentistes emploient cet agent d'une façon courante à la grande satisfaction de leurs malades, nombre de chirurgiens ont pour lui une répulsion d'autant plus extraordinaire qu'elle n'est pas fondée sur une expérience personnelle, mais simplement sur quelques cas malheureux cités dans la littérature médicale et dont certains auteurs dans leurs citations se sont plu à grossir le nom-

(1) Sauvez, *loc. cit.*

bre d'une façon fantastique. Tous les efforts de M. P. Reclus, si compétent cependant en la matière, n'ont pu vaincre cette répugnance et 3000 opérations de toute nature effectuées par lui sans accident, depuis des extractions de dent jusqu'à des laparotomies, en passant par des cures radicales de hernies et des amputations de l'avant-bras, n'ont pu convaincre nombre de ses collègues de l'innocuité de cet agent thérapeutique, lorsqu'il est employé judicieusement.

Nous ne pouvons donc nous dispenser d'aborder ce sujet ici, d'autant plus que dans les faits énoncés, à côté d'une exagération flagrante, il y a une part de vérité, bien petite, il est vrai, mais qu'il importe néanmoins de connaître, afin d'éviter les accidents qu'a entraînés au début l'ignorance des doses maniables d'un médicament qui ne doit pas s'administrer comme s'il s'agissait d'*aqua simplex*.

Les accidents de la cocaïne doivent se ranger en deux catégories : les accidents aigus et les accidents chroniques.

a) *Accidents chroniques*. — Nous en finirons immédiatement avec ces derniers, que l'on ne rencontre que chez les cocaïnomanes, chez ceux qui recherchent dans l'usage habituel de ce poison l'excitation cérébrale, des impressions nouvelles et une sorte d'ivresse analogue à celle qu'aiment à se procurer les fumeurs d'opium. Certains malades arrivent à s'injecter quotidiennement $2^{gr},50$ de cocaïne (Magnan). La cocaïne est un toxique bien plus redoutable que la morphine par la rapidité des désordres intellectuels (hallucinations, délire des persécutions), des désordres moteurs, des désordres sensitifs dont les plus caractéristiques sont des troubles de la sensibilité cutanée (impression de petits insectes sous la peau que le sujet cherche à enlever avec des aiguilles), et de l'analgésie (les piqûres sont à peine senties) (Magnan).

A ces troubles, qui s'exaltent le soir, il faut ajouter : la perte d'appétit, de sommeil, le marasme, des vertiges, des syncopes, des attaques épileptiformes qui en forment le cortège ordinaire (Savoy, Séglas).

Ces malades présentent aussi de la fréquence du pouls (Magnan) et parfois de la tachycardie (Déjerine).

b) *Accidents aigus.* — De même que tous ceux qui se sont occupés des accidents de la cocaïne, nous diviserons les accidents aigus en deux groupes : d'une part, les accidents mortels, d'autre part, ceux qui ne sont accompagnés que d'un trouble passager.

Nous ferons rapidement justice des allégations des détracteurs de la cocaïne, laquelle, à les en croire, aurait fait une véritable hécatombe de malades. Les décès occasionnés par cet agent sont, en tout et pour tout, au nombre de 11, et nous faisons rentrer dans ce nombre tous les cas de mort, même ceux de cause accidentelle (ingestion par mégarde d'une solution de cocaïne, etc.). Ceux dus à la cocaïne employée par les chirurgiens sont seulement au nombre de 8. On ne peut en effet faire entrer en ligne de compte 3 cas, où la dose était faible, il est vrai, mais où la mort a été provoquée par une tout autre cause qu'une intoxication cocaïnique (cas de Knabe ; d'Abadie ; de Bouchard, de Lille).

En dehors de ces 3 cas, qui ne peuvent évidemment se compter dans les 11 cas de mort connus, de cause chirurgicale ou accidentelle, occasionnés par la cocaïne, dans tous sans exception, la dose de cocaïne était supérieure à *20 centigrammes*, elle variait entre 22 centigrammes et 1^{gr},50 ; ce sont là des doses qui n'auraient jamais dû être employées

et qui ne pouvaient s'expliquer que par des erreurs
ou la méconnaissance des doses maniables.

Toutes ces observations ont été soigneusement
étudiées et discutées par M. Auber (1), et M. Reclus
est encore revenu sur ce sujet (2); nous ne pouvons mieux faire que renvoyer, pour plus de détails,
aux études des plus consciencieuses de ces deux
auteurs.

Dans les empoisonnements mortels dus à la cocaïne, les malades, soit immédiatement après l'administration du médicament, soit vingt à trente minutes
après, tombent dans un état comateux; la face est
pâle; il y a de la dyspnée, les pupilles sont dilatées,
le pouls fréquent; enfin ils présentent des convulsions épileptiformes qui vont en augmentant jusqu'à
la mort qui survient au bout de vingt minutes à
une demi-heure. Les lésions trouvées à l'autopsie
sont la congestion des méninges et des poumons.

Dans les accidents non suivis de mort qui ont été
signalés jusqu'ici, il est souvent bien difficile de
distinguer la part qui revient à la cocaïne et celle
imputable à d'autres causes. Les accidents dus à la
cocaïne n'ont en effet aucun signe pathognomo-
nique; ce sont surtout des troubles sensitifs et
vaso-moteurs qui n'ont rien de particulier et qui
peuvent être aussi bien la manifestation d'une
affection telle que l'hystérie ou même simplement
le résultat de l'émotion éprouvée par l'opéré; le cas
de M. Hugenschmidt, où une malade à la suite
d'une injection d'eau distillée qu'elle croyait une
solution de cocaïne s'écria : « Je meurs, » et eut
une syncope qui dura une demi-heure, est des plus
concluants à cet égard, et il est vraiment fait pour

(1) Auber, *La cocaïne en chirurgie.* Thèse de Paris, 1892.
(2) P. Reclus, *Les accidents de la cocaïne (Semaine médicale,*
1893, p. 244).

faire hésiter dans l'interprétation des observations présentées comme relation d'accidents dus à la cocaïne.

On sait en effet combien est grande l'émotion qu'éprouvent en général les malades lorsqu'il s'agit de l'extraction d'une dent, puisque l'on en voit qui s'évanouissent à cette seule perspective; or la durée de l'opération étant prolongée par des préparatifs un peu longs, l'émotion en est augmentée d'autant, et cela suffit à expliquer une grande partie des accidents observés à la suite d'injections de cocaïne, pour l'extraction des dents en particulier. Ce qui est très instructif à cet égard, ce sont les malades qui, pour une première opération à la cocaïne, présentent des accidents et qui n'en présentent pas lors d'une seconde opération faite, le lendemain par exemple, dans les mêmes conditions et aux mêmes doses, alors qu'ils n'ont plus l'appréhension qu'ils avaient à la première opération par suite de l'insensibilité qu'ils ont constatée pour celle-ci. Enfin il paraît y avoir chez certains individus une susceptibilité très grande à l'influence de la cocaïne.

Quoi qu'il en soit, la réalité des accidents de la cocaïne n'est pas niable, mais dans les observations publiées il y a une grande exagération dont il convient de faire la part.

Bien que l'on ait dit que la cocaïne n'était pas comparable à elle-même dans ses effets (Dufournier) (1), il nous semble logique de n'admettre comme imputables à la cocaïne que des phénomènes se rapprochant des effets physiologiques expérimentaux qui se sont montrés constamment identiques.

Généralement, quelques minutes après l'injection de la cocaïne, le malade présente un léger état

____

(1) Dufournier, *Arch. gén. de méd.*, 1889, p. 432.

d'excitation avec un peu de loquacité. C'est ce que l'on a appelé l'*ivresse cocaïnique*; ce n'est pas là un accident. Cette excitation passagère n'a d'ailleurs pas une influence fâcheuse sur l'organisme.

Les accidents cocaïniques se produisent le plus fréquemment chez les hystériques, les sujets nerveux, les anémiques. On a accusé la cocaïne de réveiller chez certains malades des états pathologiques latents, l'hystérie en particulier; la chose n'a rien d'extraordinaire, puisque l'on a vu que si la cocaïne anesthésie les extrémités nerveuses elle excite les centres, et l'on s'explique que chez des sujets prédispsoés elle puisse provoquer des poussées de ce côté.

Chez les cardiaques, chez tous ceux qui présentent une gène circulatoire, elle peut déterminer des accidents par suite de son action vaso-constrictive qui aggrave un trouble circulatoire préexistant.

Enfin les injections à la tête paraissent plus particulièrement prédisposer aux accidents (Wolfler), sans qu'on en puisse expliquer bien exactement la cause, si ce n'est par la position verticale donnée fréquemment aux malades dans les opérations sur cette région.

Les symptômes des accidents cocaïniques sont assez difficiles à indiquer, en raison même de ce que nous avons dit plus haut, et de l'ordre indéterminé dans lequel ils se produisent. Quoi qu'il en soit, presque immédiatement ou quelques minutes après l'injection, le malade pâlit, il a des nausées, la face et les extrémités sont froides; tantôt il a une syncope, tantôt il tombe dans un état de prostration plus ou moins accusé; les pupilles sont dilatées, le pouls est faible et rapide. Le malade se plaint d'une angoisse précordiale, d'un sentiment de suffocation, les jambes sont faibles et il a peine à se tenir debout. Dans les intoxications intenses, le malade tombe dans le coma et il présente alors des convulsions cloniques, en particulier de la face et des membres supérieurs.

Ces phénomènes peuvent se succéder sur un même individu, mais en général on n'en observe que quelques-uns, qui peuvent toutefois s'accompagner de symptômes tenant à l'état général de l'individu, crises d'hystérie, d'épilepsie, etc. On aurait observé à la suite des accidents cocaïniques des troubles de l'idéation, mais ce sont là des phénomènes que l'hystérie explique mieux qu'une intoxication aiguë par la cocaïne, surtout si l'on se rappelle le rôle d'excitant qu'exerce cet agent sur les centres nerveux (1).

Nous ne reviendrons pas sur la difficulté de diagnostic des accidents cocaïniques, nous l'avons suffisamment indiquée ainsi que les troubles avec lesquels on pourra les confondre. Quant au pronostic, il est bénin si la dose employée ne dépasse ni les maxima ni le titre indiqués.

VII. Traitement des accidents. — Le traitement consistera à placer le malade dans la position horizontale, à s'assurer que sa respiration n'est en rien gênée par ses vêtements, et à lui faire respirer, sur un mouchoir, deux ou trois gouttes de nitrite d'amyle, vaso-dilatateur énergique. On lui fera prendre du café, de l'eau-de-vie. S'il a des convulsions, on se trouvera bien de l'emploi du chloroforme, du chloral, de l'opium; on se souviendra que, d'après U. Mosso, le chloroforme est l'antagoniste de la co-

---

(1) Il en est de même, pensons-nous, des troubles signalés par M. Hallopeau sous le nom de cocaïnisme chronique, dans une observation où 8 milligrammes de cocaïne auraient déterminé des troubles moteurs et sensitifs très intenses qui auraient duré trois mois en présentant des intermittences.

caïne. S'il y a du collapsus, on fera des injections d'éther, 1 à 6 seringues de Pravaz; de caféine,50 centigrammes à 1^{gr},50.

Pour prévenir les accidents on n'opérera les malades que dans la *position horizontale*, on pourra leur faire respirer avant l'opération trois gouttes de nitrite d'amyle et leur faire prendre avant et pendant l'opération du café, de l'eau-de-vie. Enfin on agira sur le moral du malade; étant donnée la part de l'émotivité dans l'étiologie des accidents et leur fréquence chez les nerveux, on comprend combien il est important d'inspirer confiance à celui-ci, de calmer les craintes qui existent toujours à un degré plus ou moins accentué. M. Viau dit avec raison au sujet des individus nerveux et impressionnables : « On pourrait supposer qu'aucune appréhension n'existe chez ceux qui réclament l'anesthésie à la cocaïne, c'est une erreur. Ils redoutent la douleur produite par l'extraction au point de s'exposer à un danger réel, mais l'opération finie ils seront sous le coup de la dépression morale qu'a déterminée cette perspective (1). »

L'opérateur doit donc être absolument maître de lui et imposer au malade sa confiance en l'agent qu'il emploie.

VIII. Contre-indications. — Les contre-indications de la cocaïne découlent de son action physiologique et des cas d'intoxication observés.

On ne l'emploiera pas :

Chez les anémiques avancés et en général chez les débilités.

Chez les grands nerveux, les cardiaques et les aortiques.

Chez les malades très timorés la cocaïne ne devra

____

(1) Viau, *loc. cit.*, p. 350.

pas être employée. Si cependant ils réclamaient absolument ce mode d'anesthésie on se contentera de leur injecter de l'eau distillée, injections qui, en plus de l'effet moral et de l'innocuité, jouissent d'une véritable valeur anesthésique, ainsi que nous l'avons dit plus haut (p. 247).

La cocaïne agit mal sur les tissus enflammés ou lorsqu'il y a abcès alvéolaire étendu.

Les malades qui viennent de souffrir pendant plusieurs jours à l'état aigu, alors qu'on les opère, sont plus susceptibles que d'autres d'avoir des accidents nerveux à la suite de l'opération ; cette susceptibilité sera très notablement augmentée si l'on emploie la cocaïne ; il sera donc prudent d'ajourner l'extraction de la dent, s'il est possible de soulager momentanément ces malades sans faire cette opération ; et, si l'on ne peut se dispenser de la faire avec la cocaïne, on prendra de grandes précautions.

IX. Anesthésie cocaïnique par la cataphorèse. — M. Foulon a eu l'idée de recourir à la cataphorèse (1) pour pratiquer l'anesthésie locale par la cocaïne pour l'extraction des dents (2). Pour cela il emploie de petites électrodes en caoutchouc vulcanisé, contenant une plaque d'argent dans le fond et qu'il remplit de fiber lint imbibé d'une solution de cocaïne pure à 10 p. 100 (si l'on se servait d'un sel, celui-ci se décomposerait). Ces électrodes sont de formes diverses suivant la région où doit se faire l'opération. De chaque côté de la dent on applique une électrode, une à la face interne de la gencive, l'autre à la face externe ; ces deux électrodes sont placées au lieu d'élection et attelées au moyen d'un

(1) La cataphorèse est le transport des médicaments aux organes internes par le moyen des courants galvaniques, procédé mis en pratique par M. Foveau de Courmelles.
(2) Foulon, *Revue internationale d'odontologie*, 1892, p. 258.

fil à deux chefs au pôle positif de la pile, le pôle négatif est mis en pôle perdu dans la main droite du sujet. Le sujet tient lui-même avec la main gauche l'électrode positive interne, l'autre tenant toute seule par la pression de la lèvre ou de la joue.

On fait alors passer le courant, la sensation éprouvée doit être bien sentie, mais ne jamais être douloureuse, ni même désagréable.

On opère au bout de dix minutes.

Ce procédé permettrait d'administrer des doses relativement élevées de cocaïne, sans déterminer d'accidents.

ARTICLE III. — ANESTHÉSIE LOCALE PAR LA TROPACOCAÏNE.

La tropacocaïne est un nouvel agent anesthésique dont la première mention a été faite en France au mois d'août 1892 (1). Étudiée d'abord par les médecins et physiologistes, et, en particulier, par M. Chadbourne, de Boston, elle ne tarda pas à attirer l'attention des dentistes qui espéraient trouver en elle un anesthésique supérieur à la cocaïne : MM. Viau et C. Pinet, M. Hugenschmidt, d'autres encore à l'étranger, étudièrent ses applications à la chirurgie dentaire.

I. CHIMIE. — La tropacocaïne est un alcaloïde qui coexiste avec la cocaïne dans les feuilles d'une variété de coca provenant de Java, d'où un chimiste allemand, Giesel, l'isola le premier. Son histoire chimique a été bien déterminée par Liebermann, qui a démontré qu'elle est un benzoïlo-pseudo-tropéine, ayant pour formule $C^8H^{14}AzO$ (C^7H^8O); il l'avait fait entrer dans le groupe des atropines (d'où son nom de *tropa*cocaïne) avec lesquelles les physiologistes,

---

(1) *Semaine médicale*, 1892, annexes, p. 174.

d'autre part, ont essayé d'établir des rapprochements (action mydriatique, sécheresse de la gorge), sans que, d'ailleurs, ces relations aient été nettement confirmées par tous les auteurs. Quoi qu'il en soit, la tropacocaïne a deux sources : celle qu'on extrait directement des feuilles du coca qui est irritante, en injections hypodermiques, et celle que Liebermann a obtenue synthétiquement, et dont il a fait un chlorhydrate, qui n'est nullement irritante. C'est sur cette origine synthétique et cette fabrication artificielle de la seule tropacocaïne employée, que se fonde surtout M. Hugenschmidt pour établir sa supériorité sur la cocaïne dont les résultats sont très différents et dont la limite de toxicité varie avec chaque auteur, variations qu'il attribue à son extraction directe de la plante.

Très peu soluble dans l'eau, elle forme des sels cristallisables, notamment le chlorhydrate qui, très soluble dans l'eau, est exclusivement employé. Enfin, détail pratique très important, la solution de ce sel est antiseptique et se conserve active pendant deux ou trois mois, contrairement aux solutions de cocaïne, qui s'altèrent en quelques jours.

M. Chadbourne a fait avec la cocaïne et la tropacocaïne une série d'expériences comparatives sur la grenouille et le lapin ; MM. Pinet et Viau ont répété ces expériences et M. Hugenschmidt a expérimenté cette substance sur lui-même. Ces différents auteurs sont arrivés à cette conclusion identique que, à dose égale, la tropacocaïne est moitié moins toxique que la cocaïne, et détermine néanmoins une anesthésie locale plus complète ; elle a sur le cœur une action dépressive beaucoup plus forte que la cocaïne, mais en revanche elle agit très faiblement sur la respiration et le système nerveux ; son action sur le cœur est d'ailleurs très passagère, et serait même, d'après

M. Hugenschmidt, subordonnée à la rapidité avec laquelle on a fait l'injection.

En passant de la physiologie dans la pratique, et, principalement, en chirurgie dentaire, la tropacocaïne a fourni des résultats très satisfaisants, même chez des sujets placés dans de mauvaises conditions par leur état général, tels que des anémiques, phtisiques, nerveux, épileptiques, hystériques (1), chez lesquels la cocaïne avait échoué.

II. Mode d'administration. — Le manuel opératoire est identique à celui de la cocaïne, avec cet avantage que la solution est antiseptique par elle-même, en sorte qu'on n'a pas besoin de préparer la solution extemporanément.

La dose de 2 centigrammes en solution à 1 p. 50 suffit pour une anesthésie ordinaire; on pourra aller jusqu'à 3 ou 4 centigrammes, sans toutefois aller au delà, et en se souvenant que cette dernière dose de 4 centigrammes, en une seule injection massive poussée rapidement, a déterminé, dans une expérience de M. Hugenschmidt sur lui-même, quelques troubles du côté du cœur. Ainsi que le recommande cet auteur, l'injection, surtout si la dose est élevée, sera donc faite lentement; l'anesthésie est obtenue très vite, plus rapidement qu'avec la cocaïne; elle persisterait aussi plus longtemps.

En résumé, la tropacocaïne présente sur la cocaïne les avantages d'avoir une moindre toxicité, tout en produisant une anesthésie plus complète, plus rapide, et peut-être de plus longue durée, de présenter, en outre, des solutions antiseptiques et pouvant se conserver beaucoup plus longtemps que les solutions de cocaïne; mais elle a sur le cœur une action qu'il faut surveiller.

(1) Voir les observations citées par M. Viau dans son *Formulaire.*

Article IV. — Anesthésie locale par le gaïacol.

Tout récemment plusieurs auteurs, et en particulier M. Lucas Championnière (1), à la suite des premières recherches de M. André (2), ont vanté les propriétés anesthésiques du gaïacol en applications cutanées de 1 à 2 grammes, ou en injections hypodermiques à la dose de 1 centimètre cube d'une solution à 1/10 ou à 1/20 de gaïacol dans l'huile d'olive ; son action étant assez lente il faut avoir soin d'attendre 5 à 10 minutes avant d'opérer.

D'après les auteurs qui l'ont vanté (MM. Championnière, Ferrand, Bazy, Delorme, etc.), il donnerait de bons résultats dans l'extraction des dents, l'ablation des loupes, l'ouverture d'abcès, l'application des pointes de feu, et, d'une manière générale, dans les opérations superficielles de petite chirurgie. Mais le gaïacol a de nombreux inconvénients : il produit des eschares plus ou moins étendues au niveau de l'injection, de l'hypothermie, des lipothymies.

Enfin, comme l'a établi M. Reclus, qui a étudié comparativement le gaïacol et la cocaïne, à laquelle on voulait le substituer, l'abolition de la sensibilité est toujours infiniment moindre avec le gaïacol.

(1) *Académie de médecine*, séances du 3o juillet 1895, du 25 février et du 19 mai 1896 ; et *Société de chirurgie*, séance du 31 juillet 1895.

(2) André, *Un nouvel anesthésique local, le gaïacol* (*Compte rendu du 1ᵉʳ congrès dentaire national*, 1895, p. 184, et *Odontologie*, 1895, p. 396)

CHAPITRE V

CHOIX DE L'ANESTHÉSIQUE LOCAL

La cocaïne est bien évidemment l'anesthésique local de choix. (Nous ne parlons pas de la tropacocaïne, encore trop peu expérimentée.) Cependant, les réfrigérants rendront des services dans certains cas, soit que la cocaïne soit contre-indiquée, par l'état général du malade par exemple, soit qu'elle soit inutile, comme pour les dents de lait (1), les dents peu résistantes, etc., cas pour lesquels la réfrigération donne une anesthésie suffisante.

Parmi les réfrigérants, le coryl est le meilleur, surtout à cause de l'appareil où il est contenu; viennent ensuite l'anestile et le chlorure d'éthyle.

Pour les dents inférieures, les réfrigérants sont peu praticables, par suite de la difficulté d'empêcher l'arrivée de la salive qui paralyse leur action. Ils sont tout à fait indiqués, au contraire, pour les ouvertures d'abcès, scarifications et opérations analogues.

SECTION III. — INDICATIONS ET COMPARAISON DE L'ANESTHÉSIE GÉNÉRALE ET DE L'ANESTHÉSIE LOCALE

Dans tous les cas où elle sera applicable, l'anesthésie locale sera toujours préférée à l'anesthésie générale. Elle présente, en effet, sur celle-ci de très

______

(1) Chez les enfants un peu jeunes, on n'emploiera pas la cocaïne ; les enfants étant très effrayés par les préparatifs et les injections.

grands avantages que Reclus a résumés ainsi (1) :
« Avec l'anesthésie locale, le danger est moindre ;
il y a absence de vomissements et de choc, atténuation ou disparition des douleurs post-opératoires ; ce mode d'anesthésie est d'une application plus
facile ; la perte de temps est moins considérable, et
on a la possibilité de se passer d'aides. »

Ces considérations, bien que formulées au point
de vue de la chirurgie générale, s'appliquent parfaitement, sauf quelques petites variantes, à la chirurgie dentaire. Examinons, en effet, chacun de ces
points.

Malgré les attaques les plus vives dont l'anesthésie locale appliquée à l'extraction des dents a été
l'objet, il est de toute évidence qu'elle est loin
d'avoir occasionné des accidents aussi nombreux
que l'anesthésie générale, et cependant celle-ci n'est
employée que d'une façon exceptionnelle par le dentiste, tandis que l'anesthésie locale a été appliquée,
rien que depuis ces dernières années, un nombre
considérable de fois. Nous avons déjà traité cette
question au sujet des accidents de la cocaïne.

L'absence de vomissements et de choc n'est pas
une considération négligeable quand il s'agit d'une
opération d'aussi peu de durée que l'est généralement l'extraction d'une dent ; et, enfin, il n'est pas
possible de contester les trois derniers avantages,
ceux-ci intéressant directement l'opérateur : l'anesthésie locale est d'une application plus facile que
l'anesthésie générale ; elle occasionne une perte de
temps moins considérable, et l'opérateur a la possibilité de se passer d'aides. Ces considérations sont
certainement d'une grande importance ; étant donnée

(1) P. Reclus, *Les indications de la cocaïne* (*Sem. méd.*, 1893,
p. 434).

la nature des opérations pratiquées par les dentistes, il n'est pas besoin d'insister davantage.

Une considération encore en faveur de l'anesthésie locale pour les opérations dentaires, ce sont les mauvaises conditions dans lesquelles on se trouve quand on pratique l'extraction de dents avec l'anesthésie générale, alors que le malade ne réagit plus et que sa tête obéit sans résistance aux pressions exercées, ce qui, dans les cas d'opérations un peu laborieuses, n'est pas un mince inconvénient.

Néanmoins, l'anesthésie locale n'est pas toujours possible : l'extraction de plusieurs dents à faire en une fois ; les opérations longues et difficiles ; l'extraction d'une dent atteinte de périostite aiguë (on sait que, dans ce cas, ni la cocaïne ni les réfrigérants ne donnent généralement de résultats satisfaisants); l'impossibilité de faire des injections de cocaïne, pour la dent de sagesse inférieure, par exemple ; la constriction des mâchoires, etc., sont autant de conditions empêchant l'emploi de l'anesthésie locale, et on devra recourir alors à l'anesthésie générale si l'opération doit être indolore.

On devra se rappeler toutefois que l'anesthésie générale par le chloroforme ou l'éther ne devra être employée que pour les cas sérieux et les opérations longues. Quelque précaution que l'on prenne, un accident est possible, surtout avec le chloroforme, et on ne doit pas exposer un malade à ce danger pour une opération insignifiante.

SECTION IV. — L'ANESTHÉSIE AU POINT DE VUE MÉDICO-LÉGAL (1)

La loi sur l'exercice de la médecine de 1892, reconnaît aux dentistes munis du diplôme d'État, le droit de pratiquer l'anesthésie ; les dentistes non diplômés et continuant à exercer en vertu des dispositions transitoires (titre VI, article 32) doivent au contraire se faire assister d'un docteur ou d'un officier de santé pour pouvoir pratiquer l'anesthésie.

La question de l'asphyxie par les agents anesthésiques n'intéresse donc pas seulement le médecin légiste, mais aussi le médecin ordinaire et le dentiste diplômé.

« Depuis quelques années, les affaires de responsabilité médicale se multiplient. Il s'est constitué en effet une espèce de syndicat formé par des agents d'affaires, qui recherche les cas de mort dus à l'emploi des anesthésiques survenant dans les hôpitaux. Depuis 1889-90, ajoute M. Brouardel, j'ai été amené ainsi à pratiquer dix-sept autopsies(2). » Nous pensons donc qu'il n'est pas inutile de rappeler quelles sont les différentes questions médico-légales qui ont été ou qui peuvent être débattues au cours de procès intentés à la suite d'asphyxies par les anesthésiques, et d'examiner les différentes précautions destinées à mettre l'opérateur à l'abri de ces poursuites. Ces poursuites sont de deux sortes, et l'opérateur,

(1) Pour la rédaction de ce chapitre, nous avons puisé largement dans les leçons du professeur Brouardel à la Faculté de médecine de Paris pendant le semestre d'été de 1895, et parues sous le titre : *Les asphyxies par les gaz, les vapeurs et les anesthésiques*, Paris, 1896, et dans le *Code du chirurgien dentiste* de MM. Roger et Godon, Paris, 1893.

(2) Brouardel, *loc. cit.*

s'il y a eu faute grave de sa part (état d'ivresse, compresse oubliée sur le nez du patient, malade abandonné, etc.), est passible de deux juridictions :

1º De la police correctionnelle, pour homicide par imprudence ;

2º De la justice civile, comme responsable du dommage causé, pour s'entendre condamner au payement d'une indemnité aux parents du mort.

ARTICLE Iᵉʳ. — QUESTIONS MÉDICO-LÉGALES.

Nous partagerons en trois groupes les questions médico-légales qui doivent être examinées en pareil cas.

I. TOUTES LES PRÉCAUTIONS PRÉALABLES ONT-ELLES ÉTÉ PRISES ? — Le premier point est de savoir si la personne endormie pouvait l'être sans le consentement d'une autre personne ; par exemple, pour les enfants, le consentement des parents est de toute nécessité. — Puis, il importe de rechercher si l'opération d'abord, et ensuite l'anesthésie étaient légitimes, et s'il n'y a pas eu faute de la part de l'opérateur. A ce point de vue, le dentiste en particulier doit être mis en garde contre la tendance du tribunal, qui admet sans hésitation que l'on administre le chloroforme pour une opération grave ou longue (une amputation, une ablation du sein, etc.), à estimer que le danger couru même minime (1 mort sur 10,000 pour le chloroforme) dépasse le bénéfice obtenu, pour une opération insignifiante, telle que l'extraction d'une dent. La question des contre-indications de l'anesthésie est très importante, parce qu'elle est très controversée, et qu'elle présente une très grande variabilité avec les différents auteurs. Par exemple, l'opinion du grand public et des magistrats à l'égard des affections cardiaques, considérées comme une contre-indication à l'anesthésie, va à l'encontre des opinions professées par Velpeau, Gosselin, Richet, et aussi des faits observés. M. Brouardel dit n'avoir jamais trouvé de lésion valvulaire à l'autopsie d'individus asphyxiés par les anesthésiques. Néanmoins, pour parer à l'opinion qui a cours dans le monde, il sera bon, avant de pratiquer l'anesthésie pour une personne chez laquelle on aura diagnostiqué une lésion cardiaque, ou qui vous préviendra qu'elle en est atteinte, de s'entourer de l'avis d'un ou de deux médecins, et de faire rédiger une consultation expliquant pourquoi, malgré l'existence de cette affection reconnue, on ne prive pas le malade du bénéfice de l'anesthésie.

Chez les individus atteints de dégénérescence graisseuse du cœur, chez les artério-scléreux, chez les individus sujets aux syncopes, on s'abstiendra à moins d'indication impérative. Dans les lésions rénales, le diabète, l'obésité, l'état cachectique, les lésions alcooliques graves, il est préférable de prendre l'avis d'un médecin. La grossesse n'est plus considérée comme une contre-indication, beaucoup de femmes de nos jours accouchant pendant le sommeil chloroformique. Dans tous les cas, au point de vue médico-légal, une chloroformisation antérieure semble couvrir le second opérateur.

Pour démontrer qu'on ne peut incriminer la pureté du chloroforme, on aura recours à l'analyse chimique; d'ailleurs, dans la plupart des cas, si la mort s'est produite à l'hôpital, il sera facile de démontrer que le chloroforme employé provenait du flacon de réserve qui a servi à endormir d'autres malades sans accident; si la mort s'est produite en ville, il sera également facile au pharmacien d'établir que d'autres médecins auxquels il a vendu le même chloroforme n'ont pas eu d'accidents.

La quantité de chloroforme absorbée paraît n'avoir pas grande influence sur la production des accidents. Mais il est certaines opérations qui semblent exposer particulièrement à la mort pendant l'anesthésie, et dans lesquelles on devra redoubler de prudence : Kappeler, cité par Rottenstein, donne la statistique suivante :

Amputations	20
Réduction de luxations	11
Opérations sur les yeux	12
Extractions de dents	6

Enfin on ne peut incriminer la manière dont le chloroforme a été donné, trop brusquement, par exemple, car on sait qu'on se trouve en présence de deux méthodes, entre lesquelles il est impossible de se prononcer.

II. Tous les soins au moment de l'accident ont-ils été pris ? — Nous ne reviendrons pas sur le traitement des accidents de l'anesthésie (voir p. 228). On se trouve en présence de plusieurs procédés, qu'on devra expérimenter successivement ou même simultanément : on débarrassera la gorge et l'arrière-gorge des mucosités qui l'embarrassent ; on pratiquera la respiration artificielle, on fera des tractions rythmées de la langue ; on employera la flagellation, l'électrisation des muscles respirateurs, les injections hypodermiques d'éther; dans certains cas, on aura recours à la trachéotomie. Mais toujours l'opérateur doit conserver son sang-froid et ne négliger aucun des moyens qui peuvent ramener le patient à la vie.

III. L'opérateur était-il légalement autorisé a pratiquer l'anesthésie ? — La loi du 19 ventôse interdisait aux officiers de santé les grandes opérations, sans spécifier si la chloroformisation était considérée comme une grande opération. Cette disposition d'ailleurs a disparu de la nouvelle loi ; mais une autre question se posait pour les dentistes, qui ne sont pas officiers de santé.

Le premier essai de réglementation de l'art dentaire date du dix-septième siècle : en 1677, un édit de Louis XIV institua des examens pour obtenir le titre de *dentiste expert*, réglementation qui fut imitée en Autriche et en Allemagne au siècle suivant. Mais au moment de la Révolution, l'édit de Louis XIV fut aboli en même temps que les lois qui régissaient la médecine ; et quant à la loi du 19 ventôse, il n'y est pas fait mention des dentistes, qui jusqu'en 1892 ne demeurèrent soumis à aucune réglementation. La question se posait alors de savoir si la liberté d'extraire ou de plomber les dents entraînait le droit, bien autrement grave, de pratiquer l'anesthésie. Beaucoup de dentistes la pratiquaient, mais lorsqu'un accident se produisait, il y avait toujours une enquête judiciaire, aboutissant souvent à une condamnation.

De nos jours il n'en est plus ainsi et les droits des dentistes quant à la pratique de l'anesthésie ont été nettement délimités par la loi de 1892, et la discussion à laquelle elle a donné lieu à la Chambre des députés et au Sénat.

« Les dentistes diplômés peuvent pratiquer l'anesthésie générale ou locale sans l'assistance d'un docteur en médecine ou d'un officier de santé, et ceux qui exercent par suite de dispositions transitoires seulement, ne peuvent en aucune façon pratiquer l'anesthésie ni générale, ni locale (1). » Dans

_____

(1) Roger et Godon, *loc. cit.*, p. 164.

le cas où ils enfreindraient cette interdiction, ils seraient passibles, en vertu du deuxième paragraphe de l'article 19, d'une amende de 100 à 500 francs et, en cas de récidive, d'une amende de 500 à 1000 francs et d'un emprisonnement de six mois à un an, ou de l'une de ces deux peines seulement.

Dans le cas célèbre de Duchesne, cité par M. Brouardel (1), le prévenu, qui n'avait aucun diplôme (le cas date de 1884), et qui avait d'abord prétendu faussement que le Dr X... assistait à l'opération, fut, sur le rapport de MM. Brouardel et Pouchet, condamné à 600 francs d'amende, et 3000 francs de dommages et intérêts (la famille demandait 100 000 francs) pour avoir administré un agent anesthésique (protoxyde d'azote), sans y être autorisé.

ARTICLE II. — PRÉCAUTIONS SPÉCIALES AU POINT DE VUE MÉDICO-LÉGAL.

Nous avons vu que le médecin expert avait à examiner si toutes les précautions préalables et au moment de l'accident avaient été prises. Mais en outre il est certaines précautions spéciales au point de vue médico-légal, une notamment sur laquelle le professeur Brouardel insiste à bon droit. *Il ne faut jamais pratiquer l'anesthésie seul et sans témoin;* et cela pour deux raisons :

1° En cas d'accidents qu'on doit toujours prévoir, l'opérateur se trouve en mauvaise posture pour donner seul les soins nécessaires : ouvrir les fenêtres, flageller le malade, pratiquer la respiration artificielle, etc. Dans un cas semblable la responsabilité est toujours plus grande, et l'opérateur peut être accusé d'avoir manqué aux règles les plus élémentaires de l'art ;

(1) Brouardel, *loc. cit.*, observation LI.

2° Il ne faut jamais pratiquer l'anesthésie sans témoin, surtout chez une femme ; les rêves, pendant le sommeil chloroformique, prennent souvent, chez les femmes, un caractère voluptueux ; parfois elles prononcent un nom qui n'est pas celui de leur mari ; aussi est-il de règle de toujours éloigner le mari pendant l'anesthésie.

Quoi qu'il en soit, certaines femmes conservent, après leur réveil, l'idée que pendant le sommeil, elles ont participé à un acte voluptueux : « Deux fois, à ma connaissance, dit M. Brouardel, des femmes sont sorties du cabinet où elles étaient restées seules avec l'opérateur qui les avait endormies, pour entrer dans celui du commissaire de police et y déposer une plainte. » Dans l'un des cas il s'agissait d'un médecin ; dans l'autre, d'un dentiste. Tous les deux ne furent acquittés que grâce à l'intervention de Verneuil et de M. Brouardel ; ils avaient été arrêtés, avaient fait plusieurs jours de prison préventive ; et il résulte toujours de ces accusations de graves inconvénients tant au point de vue de l'honorabilité professionnelle que des intérêts pécuniaires.

La conclusion est donc qu'on ne doit jamais pratiquer l'anesthésie générale sans témoin, quel que soit l'agent anesthésique employé (chloroforme, éther, protoxyde d'azote, hypnotisme, etc.).

Criminologie. — Enfin, pour être complets, nous dirons un mot des crimes qui peuvent se commettre à la faveur de l'anesthésie. Ils se partagent en deux groupes, suivant que la chloroformisation est ou non consentie. Dans le premier cas, il s'agit presque toujours d'une accusation de viol, d'attentat à la pudeur ; et il suffira, comme nous l'avons vu plus haut, pour se mettre à l'abri d'une accusation semblable, de ne jamais pratiquer l'anesthésie sans témoin.

Dans le second cas, il apparaît d'abord qu'il doit être très difficile d'endormir quelqu'un sans son consentement, si bien que la seule question pratique qui se pose est de savoir s'il est possible d'endormir par le chloroforme une personne dormant d'un sommeil naturel, question très ancienne, étudiée successivement par H. Wells, en 1884, Tourdes, de Strasbourg, en 1866, Hergott, Dolbeau et Berger en 1874, enfin R. Ruggieri, de Bologne. De toutes ces recherches, il résulte que le fait est possible, mais qu'il ne l'est guère que chez les femmes nerveuses, les enfants, les malades, les êtres affaiblis.

FIN.

TABLE DES MATIÈRES

DEUXIÈME PARTIE

HYGIÈNE BUCCALE

TROISIÈME PARTIE

ANESTHÉSIE

FIN DE LA TABLE DES MATIÈRES.

3197-96. — CORBEIL. Imprimerie Éd. CRÉTÉ.

MANUEL DU DOCTORAT EN MÉDECINE
Par le Professeur **Paul LEFERT**
Collection nouvelle, 21 volumes in-18, cartonnés.
Prix de chaque volume : 3 fr.

1er *Examen.*

Aide-mémoire de physique médicale. 1 vol. in-18, cart..... **3 fr.**
Aide-mémoire de chimie médicale. 1 vol. in-18, 288 pages, cart. **3 fr.**
Aide-mémoire d'histoire naturelle médicale, 1 vol. in-18, cart. **3 fr.**

2e *Examen.*

Aide-mémoire d'anatomie à l'amphithéâtre, dissection et technique microscopique, arthrologie, myologie, angéiologie, névrologie et découvertes anatomiques. 1 vol. in-18, 288 pages, cart........ **3 fr.**
Aide-mémoire d'histologie, d'anatomie (ostéologie, splanchnologie et organes des sens) et d'embryologie. 1 vol. in-18, 276 pages, cart.. **3 fr.**
Aide-mémoire de physiologie. 1 vol. in-18, 280 pages, cart.. **3 fr.**

3e *Examen.*

Aide-mémoire de pathologie générale et de bactériologie. 1 vol. in-18, 288 pages, cart.................................... **3 fr.**
Aide-mémoire de pathologie interne. 1 vol. in-18, 296 pages. cart.. **3 fr,**
Aide-mémoire de pathologie externe. 1 vol. in-18, 312 p., cart. **3 fr.**
Aide-mémoire de chirurgie des régions. Tome I (*Tête, Rachis, Cou, Poitrine, Abdomen*). 1 vol. in-18, cart..................... **3 fr.**
Tome II (*Organes génito-urinaires, Membres*). 1 vol. in-18, cart. **3 fr.**
Aide-mémoire de médecine opératoire. 1 vol. in-18, cart.... **3 fr.**
Aide-mémoire d'anatomie topographique. 1 vol. in-18, cart. **3 fr.**

4e *Examen.*

Aide-mémoire de thérapeutique. 1 vol. in-18, 276 pages, cart. **3 fr.**
Aide-mémoire de pharmacologie et de matière médicale. 1894, 1 vol. in-18, 288 pages, cart............................... **3 fr.**
Aide-mémoire d'hygiène et de médecine légale. 3e *édition*, 1893, 1 vol. in-18, 272 pages, cart............................... **3 fr.**

5e *Examen.*

Aide-mémoire d'anatomie pathologique, d'histologie pathologique et de technique des autopsies. 1 vol. in-18, 280 pages, cart. **3 fr.**
Aide-mémoire de clinique médicale et de diagnostic. 1 vol. in-18, 304 pages, cart....................................... **3 fr.**
Aide-mémoire de clinique chirurgicale, diagnostic, thérapeutique générale et petite chirurgie. 1 vol. in-18, 312 pages, cart... **3 fr.**
Aide-mémoire d'accouchements. 1 vol. in-18, cart........... **3 fr.**

Concours de l'Externat des hôpitaux.

Aide-mémoire de médecine hospitalière, anatomie, pathologie, petite chirurgie, 1894, 1 vol. in-18, 300 pages, cart......... **3 fr.**